Hefte zur Unfallheilkunde

Beihefte zur „Monatsschrift für Unfallheilkunde und Versicherungsmedizin"
Herausgegeben von Professor Dr. **M. zur Verth**, Hamburg

Zuletzt erschien:

Heft 27: **Erkennung und Behandlung der Hirnschädelbrüche.** Von Dr. med. habil. **Remmer Andreesen,** Oberarzt der Chirurgischen Abteilung des Krankenhauses Bergmannsheil, Bochum. Mit 34 Textabbildungen. 48 Seiten. 1939. RM 4.50

Früher erschienen:

Heft 7: **Verletzungen der Handwurzelknochen.** Von Dr. **P. H. van Eden.** Mit 72 Abbildungen. 80 Seiten. 1930. RM 6.60

Heft 8: **Verhandlungen auf der VI. Jahrestagung der Deutschen Gesellschaft für Unfallheilkunde, Versicherungs- und Versorgungsmedizin** am 26. und 27. September 1930 in Breslau. 150 Seiten. 1931. RM 15.—

Heft 9: **Über Selbstverletzungen und künstliche Wundunterhaltung zur illegitimen Obtention von Versicherungsleistungen.** (Fälle der Schweizerischen staatlichen und privaten Unfallversicherungen.) Von **W. Schibler.** 77 Seiten. 1931. RM 4.80

Heft 12: **Die Begutachtung beruflicher Hauterkrankungen.** Von Dr. med. **Max Michael.** 40 Seiten. 1932. RM 2.80

Heft 13: **Die Tätigkeit des Durchgangsarztes.** Von Dr. **H. Jordan-Narath** und Dr. **Jos. Wolf.** 13 Seiten. 1932. RM 1.20

Heft 14: **Die Todesfälle und Amputationen des Unfallkrankenhauses und der Arbeiter-Unfallversicherungsanstalt für Wien, Niederösterreich und Burgenland in den Jahren 1926 bis 1930 unter besonderer Berücksichtigung der Sepsis nach frischen offenen Verletzungen.** Von Dr. **Walther Ehalt.** 55 Seiten. 1932. RM 4.20

Heft 15: **Handhabung und Ergebnisse des Unfallheilverfahrens auf dem Lande.** Untersuchungen an 703 Fällen typischer Verletzungsarten. Von Dr. **W. Wette,** Kassel. 44 Seiten. 1933. RM 3.20

Heft 16: **Der Tod im Wasser als Unfall.** Von Dr. med. **Walter Gmelin,** Immenstaad am Bodensee. 48 Seiten. 1933. RM 3.60

Heft 17: **Unfallbeziehungen zu nichttraumatischen Hirn- und Geisteskrankheiten.** Von Professor Dr. **Martin Reichardt,** Würzburg. Mit 5 Textabbildungen. 28 Seiten. 1933. RM 2.—

Heft 18: **Die Wirbelsäule in der Unfallheilkunde.** Von Chefarzt Dr. **Ernst Ruge,** Frankfurt a. d. O. Mit 43 Textabbildungen. 154 Seiten. 1934. RM 12.—

Heft 19: **Zur Erkennung und Begutachtung von Schädelgrundbrüchen.** Von Dozent Dr. **Hans Hellner,** Assistent der Chirurgischen Universitätsklinik Münster (Westf.). Mit 17 Textabbildungen. 43 Seiten. 1935. RM 4.40

Heft 20: **Der Tod im Wasser als versicherungsrechtliches Problem.** Von **Hartwig Gravenhorst,** Wesermünde. 37 Seiten. 1937. RM 3.—

Heft 21: **Unfallheilkunde und ärztliche Ausbildung.** Von Dr. **Edgar Passarge,** Facharzt für Chirurgie und Prosektor am Anatomischen Institut Rostock. Mit 5 Textabbildungen. 57 Seiten. 1938. RM 4.80

Heft 22: **Akute Gliedmaßendystrophie in ihrer Bedeutung für die Behandlungsmaßnahmen in der Unfallchirurgie.** Von Dr. habil. **Bruno Karitzky,** Chirurgische Universitätsklinik Freiburg i. Br. Mit 11 Textabbildungen. 52 Seiten. 1938. RM 4.40

Heft 23: **Bedeutung des „Vorherigen Zustands" für die Begutachtung der Folgen von Betriebsunfällen.** Von Dr. **P. Reckzeh,** Chefarzt der Allgem. Ortskrankenkasse der Stadt Berlin i. R., Lehrbeauftragter für Versicherungsmedizin und Gutachtertätigkeit an der Universität Berlin. Chefarzt des Krankenhauses Birkenwerder. 44 Seiten. 1938. RM 3.60

Heft 24: **Kollaterale Entzündungszustände (sog. akute Knochenatrophie und Dystrophie der Gliedmaßen) in der Unfallheilkunde.** Von Dr. **Paul Sudeck,** Prof. em. an der Hansischen Universität. Mit 44 Abbildungen. 68 Seiten. 1938. RM 6.40

Heft 25: **Unfall und Knochengeschwulst.** Von Dozent Dr. **Hans Hellner,** Oberarzt der Staatl. Chirurgischen Universitätsklinik Münster (Westf.). Mit 20 Textabbildungen. 55 Seiten. 1939. RM 4.80

Heft 26: **Der Meniscusschade, seine Ätiologie und seine Begutachtung im Rahmen der allgemeinen Unfallbegutachtung.** Von Professor Dr. **Hans Burckhardt,** Essen. 40 Seiten. 1939. RM 3.50

SPRINGER-VERLAG BERLIN HEIDELBERG GMBH

HEFTE ZUR UNFALLHEILKUNDE

BEIHEFTE ZUR „MONATSSCHRIFT FÜR UNFALLHEILKUNDE UND VERSICHERUNGSMEDIZIN"

HERAUSGEGEBEN VON PROF. DR. M. ZUR VERTH, HAMBURG

HEFT 28

PERIARTHRITIS HUMEROSCAPULARIS
UND
VERWANDTE ERKRANKUNGEN

VON

DR. FELIX ANGER
FACHARZT FÜR RÖNTGENOLOGIE UND LICHTHEILKUNDE
BERLIN

MIT 23 TEXTABBILDUNGEN

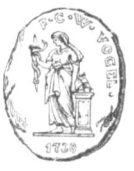

SPRINGER-VERLAG BERLIN HEIDELBERG GMBH 1939

ISBN 978-3-662-34239-8   ISBN 978-3-662-34510-8 (eBook)
DOI 10.1007/978-3-662-34510-8

Vorwort.

Diese Arbeit entstand auf Anregung von Herrn Professor Dr. *zur Verth* und sollte ursprünglich unter dem Titel: „Die Verletzungen des Schultergelenks" erscheinen. Im Laufe der Bearbeitung ergab sich aber, daß der Titel nicht umfassend genug war, so daß er, entsprechend dem Inhalt der Arbeit, unterteilt wurde und seine jetzige Fassung erhielt.

Im Gegensatz zu den bisher erschienenen Arbeiten über die Schultergelenkserkrankungen wurde nicht der pathologisch-anatomische Befund ausschließlich als Einteilungsunterlage benutzt, sondern die klinischen Erscheinungen und die Röntgenbilder, also die Untersuchungsmethoden, wie sie dem Kliniker jederzeit zur Verfügung stehen.

Die Röntgenbilder haben erschöpfende Unterschriften erhalten, so daß im Text nur auf sie verwiesen wurde, ohne sie in den Einzelheiten nochmals zu besprechen. Die Röntgenbilder und die Abzüge wurden im Unfallambulatorium der Nordöstlichen Baugewerks-Berufsgenossenschaft, Berlin (Chefarzt Dr. *Purrucker*), hergestellt. Auch das Krankengut stammt aus dem Unfallambulatorium.

Herrn Prof. Dr. *zur Verth* bin ich für seine liebenswürdige Unterstützung besonders dankbar.

Der Verfasser.

Inhaltsangabe.

Seite

Einleitung 5
   Klinische Untersuchung. 6
   Der Schmerz. 7
   Die Bewegungsprüfung und die Ursachen von Bewegungsbehinderungen 8
   Röntgenuntersuchung 10
   Krankheit der Mechanik 11
I. Die Erkrankungen der Gelenksumgebung ohne und mit Beteiligung des Schultergelenks. 13
   Historische und literarische Übersicht 13
   Die periartikuläre Entzündung (Periarthritis humeroscapularis) 17
      Einteilung. Klinik. Ursprung. Klinische Erscheinungen.
   Die Entartung der Supraspinatussehne 20
   Die Schleimbeutelerkrankungen im Gleitspalt des M. deltoideus . . . 22
   Die Bandverkalkungen 25
   Verlauf und Behandlung 27
   Erkrankungen mit Gelenkbeteiligung.
      Schleimbeutelerkrankungen 28
      Schulterversteifung ohne Arthrose. 31
   Ursachen der entzündlichen Erkrankungen der Schulter 33
II. Knorpel-Knochenerkrankungen der Schulter durch Gefäßerkrankung und Gefäßschädigung. 34
   Die Osteochondritis dissecans 34
   Die deformierende Erkrankung des Acromioclaviculargelenks 37
   Die Arthrose des Schultergelenks. 40
III. Die Tuberkulose der Knochen des Schultergelenks und des Gelenks . 44
Zusammenfassung. 46

Einleitung.

Die klinischen Erkrankungen des Schultergelenks sind so vielseitig, daß man in das umfangreiche Gebiet der Schulterverletzungen Veränderungen einbezogen findet, die nicht auf einen Unfall oder überhaupt auf ein „Trauma" zurückgeführt werden können. Sucht man nach den Ursprüngen solcher Erkrankungen, dann finden sich vorbereitende Krankheitszustände, die die Ursache der zunehmenden Leistungsminderung des Gelenks sind und selbständige, umschriebene Krankheitsbilder darstellen. Die Übergangs- und die Endzustände chronisch-entzündlicher Erkrankungen der Schultergelenke und ihrer Bestandteile erscheinen häufig zuerst unter dem Bild einer frischen Unfallverletzung; sie werden auch nicht selten als Unfallfolgen angesehen und beurteilt, selbst dann, wenn die Untersuchung alle Zeichen einer direkten oder indirekten traumatischen Schädigung vermissen läßt.

Schon die äußere Betrachtung solcher scheinbar frisch geschädigter Gelenke, die eine Einschränkung ihrer Leistung zeigen, kann darüber Klarheit schaffen, daß der Zustand, der sich bei der Untersuchung findet, nicht Folge eines kürzlich eingetretenen traumatischen Schadens sein kann; die Feststellung einer Umfangsverminderung am angeblich frisch geschädigten Gelenk führt zu der Folgerung, daß eine seit längerer Zeit bestehende Erkrankung vorliegen muß und die Ursache der geklagten Beschwerden ist. Vorbedingung für die richtige Wertung des klinischen Befundes ist die Kenntnis der möglichen Veränderungen und ihrer Auswirkungen auf die Tätigkeit eines Gelenks. Diese Ursachen sollen erforscht und erörtert werden, um die Grundlage zu schaffen für die Scheidung von traumatisch bedingten Zuständen der Schultergelenke und von Leistungsausfällen aus anderen Ursachen.

Immer werden dann noch Grenzfälle bleiben, die bezüglich ihrer Herkunft nicht geklärt werden können, besonders wenn die Untersuchung nicht im direkten Anschluß an die angebliche Verletzung stattgefunden hat und die Vorgeschichte durch der Parteien Haß und Gunst einerseits, durch die psychische Einstellung der Kranken andererseits Veränderungen und Erweiterungen erfahren hat, die auch auf die ärztliche Beurteilung nicht ohne Folgen bleiben, um so weniger, als dann aus einer medizinischen Angelegenheit bereits eine Rechtsfrage geworden ist.

Die Untersuchung.

Trotz zahlreicher Wandlungen in der Auffassung über den Zweck und das Wesen medizinischer Tätigkeit bleibt der Grundsatz, daß „Über allem die Diagnose" steht, oberstes Gesetz. Die Durchführung einer richtigen Heilbehandlung ist nur auf der Grundlage der Krankheitserkennung möglich, wenn sie nicht oberflächlich oder nur symptomatisch sein soll. Die symptomatische Therapie ist ein Notbehelf für die Krankheitsfälle, die entweder nicht geklärt werden können oder bezüglich ihrer Heilbarkeit zum Fatalismus zwingen.

Die äußere Betrachtung stellt den ersten Teil jeder klinischen Untersuchung dar. Dabei entdeckt man Form- und Stellungsveränderungen, die keinen krankhaften Zustand der Schultergelenke darstellen. Die angeborenen oder erworbenen Stellungsänderungen der Wirbelsäule, Kyphose und Skoliose, führen schon zu einer Verschiedenheit der Schulterstellung. Sie bedingen Höhen- und Achsenunterschiede. Auch die nichtfixierte Skoliose der jungen Lastträger führt zu einem Tiefstand der Arbeitsschulter, ohne eine Gebrauchs- und Bewegungsbehinderung zu zeitigen oder Beschwerden zu verursachen. Bei diesen Stellungsveränderungen kann man auch verstrichene Ober- und Unterschlüsselbeingruben feststellen und verschieden starkes Vorspringen der Schulterhöhe. Bei diesen beiden klinischen Zeichen finden sich allerdings schon die Grenzen des physiologischen Geschehens; bei ihnen beginnt bereits die Pathologie der Schultergelenke, abgelöst von den allgemeinen Aufbaustörungen. Diese können zwar eine Bewegungsbehinderung hervorrufen, die meßbar ist; sie ist aber unwesentlich, weil die Gewöhnung an die geringfügigen Streckhemmungen unbewußt eintritt.

Die Umfangsminderung des Schultergürtels, immer mit einer Umfangsminderung des Oberarms verbunden, kann örtlich, allgemein oder auch zentral bedingt sein. Die umschriebene Umfangsminderung einer Schulter, dem Wesen nach als „Minderung durch fehlenden Gebrauch" anzusehen, deutet unter allen Umständen auf eine ältere Veränderung hin. Der klinische Befund kann durch die Röntgenuntersuchung wirksam unterstützt werden, da gleichsinnig mit der Muskelminderung eine Kalkverarmung der Knochen festgestellt werden kann.

Der äußeren Betrachtung wird die Prüfung der Bewegungsfähigkeit der Gelenke angeschlossen, die sich sowohl auf die Eigen- als die Fremdbeweglichkeit erstreckt.

Die Beschränkung der Eigenbeweglichkeit (aktive Beweglichkeit) kann 3 Ursachen haben:

1. Schmerzhaftigkeit,
2. Innervationsstörungen,
3. organisch bedingte Hemmung im Gelenk.

Sie kann aber auch, gewollt oder unbewußt, durch die Anspannung der Schultermuskulatur hervorgerufen sein. Dann werden die Bewegungen des Schultergürtels denen des Gelenks selbst vorangestellt. Die Beseitigung einer solchen falschen Bewegungsfolge gehört zu den schwierigsten heilmäßigen Leistungen. Eine solche falsche Bewegungsfolge findet man immer dann, wenn an die langsam sich entwickelnden Zustände einer Bewegungsbehinderung Gewöhnung eingetreten ist. Sie gewinnt deshalb für die Feststellung der Dauer der vorhandenen Veränderungen des Gelenks besondere Bedeutung. Sie wird gefunden: bei Kyphosen und Skoliosen, Arthrosen und anderen chronisch fortschreitenden Erkrankungen des Gelenks, der anlagemäßigen Schulterverrenkung.

Die fremdtätige (passive) Bewegungsprüfung muß die Bewegungen des Schultergelenks und des Schultergürtels voneinander trennen. Im normalen Gebrauch der Schultergelenke werden diese beiden Bewegungen ohne Grenze ineinander übergeführt, während man sie bei der Fremdbewegung gut voneinander trennen kann. Die Bewegungsfähigkeit des Kugelgelenks allein gestattet am gesunden Gelenk seitliches Heben bis zur Horizontalen, also um 90°, und Vorwärtsheben bis 110°. Die weiteren Bewegungen sind mit einer Bewegung des Schultergürtels verbunden. Durch die Trennung der beiden Bewegungen bei der Untersuchung gelingt es, wirkliche Bewegungshemmungen von willkürlicher Muskelanspannung zu trennen.

Der Schmerz.

Die häufigste Ursache willkürlicher Muskelspannung ist der Schmerz. Alle Erkrankungen eines Gelenks bedingen eine Schmerzhaftigkeit der Bewegungen, jedoch ist der Schmerz kein Zeichen einer frischen Verletzung, und noch viel weniger kann die Muskelanspannung als ein Zeichen einer frischen Schädigung angesehen werden. Bei allen frischen Knochenbrüchen im Gelenkbereich fehlt die Muskelanspannung. Frische Knochenschädigungen z. B. hinterlassen keine eigentlichen Schmerzen, sondern ein Taubheitsgefühl, das lange Zeit anhält. Deshalb sind fremdtätige Bewegungsprüfungen bei frischen Verletzungen viel leichter durchzuführen als bei alten chronischen Leiden; der Widerstand gegen die Bewegung findet sich erst, wenn die Bruchstücke sich gegeneinander verschieben. Bei allen frischen Verletzungen ist die ärztliche Untersuchung der Augenblick der ersten bewußten Schmerzempfindung.

Die Muskelanspannung und die durch sie hervorgerufene falsche Bewegungsfolge eines Gelenks ist bei einer schmerzhaften Erkrankung nicht mit Notwendigkeit mit einer wirklichen Bewegungsbehinderung verbunden. Sie bleibt durch die Fixierung der Schmerzvorstellung nach längerdauernden Erkrankungen häufig bestehen, wenn die Erkrankungen längst abgeklungen sind. Sie stellt dann eine psychisch bedingte Fortwirkung von Krankheitsfolgen dar und ist als Neurose anzusehen. Nur zu oft wird der Ausdruck einer solchen Neurose mit Kapselverschmelzungen erklärt, die sicher, im Sinne einer *Payr*schen Gelenksperre, vorkommen, aber in der Erklärung vorhandener Gelenkfixierungen einen viel zu breiten Raum einnehmen. Mit viel Geduld und Ausdauer läßt sich bei der Untersuchung diese willkürliche Muskelsperre ausschalten und in Verbindung mit einem Quentlein Psychotherapie ein schöner therapeutischer Erfolg erzielen.

Die Bewegungsprüfung.

Die Vorbereitung zur Entspannung des zu untersuchenden Schultergelenks ist die Lockerung der anderen Gelenke und Muskeln des Armes. Die Untersuchung soll am gesunden Arm begonnen werden, dessen Bewegungsausmaße bekannt sein müssen. Dort werden alle Bewegungen in dem gleichen Maße ausgeführt, wie sie an der kranken Seite geprüft werden sollen. Schneller Wechsel zwischen „rechts" und „links" lenkt die Aufmerksamkeit des Untersuchten von der kranken Schulter ab.

Man beginnt mit der Lockerung des Handgelenks in allen Richtungen, geht dann auf das Ellenbogengelenk über, an dem nicht nur Beugung und Streckung, sondern auch die Drehbewegung mehrfach ausgeführt werden müssen, ehe man die Prüfung des Schultergelenks vornimmt. Der Übergang zur Schulter muß schnell und ohne Pause erfolgen; schon bei der Prüfung der Drehbewegungen des Ellbogens wird man feststellen können, daß die krampfhafte Spannung der Schulter gelockert wird und das Schultergelenk den Drehbewegungen willig folgt. Erst nach völliger Entspannung geht man dann, gleichfalls ohne Pause, zu den Streckbewegungen über. Diese Bewegung muß bis zur vollständigen Streckung des Armes in der Schulter versucht werden, während des ersten Teiles der Bewegung, die im Kugelgelenk erfolgen muß, wird die Schulter durch die aufgelegte Hand fixiert, um das Anziehen des Schultergürtels und einen falschen Bewegungsablauf

Einleitung.

zu verhindern. Bei dieser Prüfung hat man Gelegenheit, die wirklichen Einschränkungen der Bewegungsfähigkeit in ihrem Ausmaß festzulegen. Die Feststellung ihrer Ursachen gehört dem folgenden Teil der Untersuchung an. Die Behinderung der Eigenbeweglichkeit ist sinngemäß einzuordnen.

Die wirklichen Bewegungsbeschränkungen der Schulter sind in allen Richtungen und in verschieden großem Ausmaß möglich. Sie äußern sich in:
1. Einschränkung der Drehbewegungen (Sichelbewegung),
2. Spreizbehinderung,
3. Streckbehinderung des Gesamtgelenks (einschl. des Schultergürtels).

Ursachen wirklicher Bewegungseinschränkung.

Die Bewegungsbeschränkung kann dauernd oder vorübergehend sein. Eine dauernde Bewegungsbeschränkung bleibt, wenn das Gelenk in seinem Aufbau unveränderlich geschädigt worden ist.

Tabelle 1. Ursachen der Bewegungsbeschränkung des Schultergelenkes.

Behinderung der	Dauernd	Vorübergehend
fremdtätigen Bewegung	1. Kopfbrüche 2. Halsbrüche mit Kopfdrehung und Bruchstückverschiebung 3. Pfannenbrüche 4. Gelenkentzündung	1. Akute Entzündung des Gelenks 2. Periartikuläre Entzündung
Eigenbewegung	Nervenschädigung	1. Muskelspannung (Schmerzreaktion) 2. Sekundäre Muskelatrophie 3. Kapselverklebungen

Naturgemäß sind die Knochenbrüche im Bereich des Schultergelenks ursächlich an der wirklichen Bewegungsbeschränkung des Gelenks am stärksten beteiligt. Teils sind es die nicht auszugleichenden Bruchstückverschiebungen, teil die reaktive Knochenneubildung, die die Bewegungsbeschränkung verursachen. Im klinischen Befund stellt man bei solchen Behinderungen wirkliche Widerstände fest; in diesen Fällen erreicht die passive Bewegung keinen größeren Grad als die Eigenbewegung.

Die chronisch entzündlichen Erkrankungen des Gelenks mit Knochenzerstörungen führen zu einer bindegewebigen oder einer knöchernen Ankylose, die keine Bewegungsfähigkeit mehr zurückläßt. Auch nach diesen Erkrankungen besteht Übereinstimmung im Ausmaß der aktiven und passiven Bewegungsbeschränkung.

Die schlaffen Lähmungen des Schultergelenks zeigen keine Behinderung der passiven Beweglichkeit, wenn nicht andere deformierende Erkrankungen sich zugesellen; an sich ist die schlaffe Lähmung keine Ursache einer Gelenkversteifung.

Der Anteil der Gelenksperre durch Kapselschrumpfung ist an den dauernden Bewegungsbehinderungen des Schultergelenks nur sehr gering. Alle Folgezustände einer Ruhigstellung können wieder restlos beseitigt werden. Sie führen deshalb nur zu einer vorübergehenden Bewegungseinschränkung.

Die vorübergehenden Bewegungsbehinderungen verschwinden mit dem Abklingen der Krankheitsvorgänge; besondere Heilmaßnahmen werden bei den aktiven vorübergehenden Hemmungen erforderlich. Der neurotische Anteil der Krankheitszustände bedarf mindestens der gleichen Beachtung wie der physische.

Eine Übersicht der an den Bewegungen des Schultergelenks beteiligten Muskeln unter gleichzeitiger Nennung der Schleimbeutel soll zur Orientierung eingeschaltet werden.

Tabelle 2. Muskeln und Schleimbeutel.

Des	Muskeln	Schleimbeutel
Stammes	M. trapecius, M. latiss. dorsi, M. rhomboid, M. levator scap., M. pectoralis maj. M. pectoralis min.	B. M. pect. maj.
Schultergürtels	M. deltoideus, M. supraspinatus, M. infraspinatus, M. teres maj. M. teres min., M. subscapularis	B. subdeltoid., subcaracoid. subscapularis B. lig. coracoclavic.
Oberarms	M. biceps brach., M. triceps brach., M. coracobrachialis	subacromial. coracobrach.

Die Röntgenuntersuchung.

Die klinische Untersuchung erfährt ihre Vervollständigung und Ergänzung durch die Röntgenuntersuchung. Nach allgemeiner Auffassung wird eine Aufnahme in einer Ebene bei einer Gelenkuntersuchung nicht als ausreichend angesehen; vielfach müssen auch Vergleichsaufnahmen der nicht erkrankten Schulter angefertigt werden.

Zu einer vollständigen Röntgenuntersuchung des Schultergelenks gehören Aufnahmen in den Richtungen:
1. ventro-dorsal (von vorn nach hinten),
2. dorso-ventral (von hinten nach vorn),

3. axial (von oben nach unten),

4. seitlich dorsal, seitlich ventral

Mit diesen 4 Aufnahmerichtungen sind alle Ebenen erfaßt und die Darstellung des Gelenks erschöpfend. Fallen aus besonderen Gründen wichtige Aufnahmerichtungen aus, dann kann das stereoskopische Bild mehrere Strahlenrichtungen ersetzen. *Stehr* empfiehlt die Raumbildaufnahme für die Röntgenuntersuchungen der großen Gelenke, wenn Bewegungsbeschränkungen vorhanden sind und die wichtigen Aufnahmerichtungen (1. und 3.) ausfallen müssen (bei Spreizhemmung des Schultergelenks).

Die Richtungen 2 und 4 sind erwünschte, aber nicht notwendige Strahlengänge zur Untersuchung; sie sollen nur in besonders gelagerten Fällen ergänzend hinzugefügt werden.

Die Vergleichsaufnahme der nicht erkrankten Schulter kann meist auf eine Richtung beschränkt werden. Diese ergibt sich sinngemäß aus dem Bild der kranken Schulter, auf dem die beste Darstellung krankhafter Veränderungen zu erkennen ist.

1. Die **ventrodorsale** Aufnahme ist als Übersichtsaufnahme auf Filmgröße 24/30 anzufertigen und soll das Schulterblatt in ganzer Ausdehnung zur Darstellung bringen. Bei horizontaler Lage des Filmträgers (mit Folien) wird der Kranke so weit nach der darzustellenden Seite gedreht, daß das Schulterblatt dem Filmträger flach aufliegt. Der Oberarm wird in leichter Abduktion und Außendrehung gelagert. Röhrenneigung um 30° fußwärts und Einstellung auf den oberen Gelenkspalt. Bei Verwendung einer beweglichen Streustrahlenblende kann die Röhrenneigung ausfallen.

2. Die **dorsoventrale** Aufnahme zur Darstellung der vorderen Gelenksbestandteile (Schlüsselbein, Rabenschnabelfortsatz) gibt gleichzeitig eine gute Übersicht über die Schleimbeutel. Aufnahme bei Bauchlage, innenrotiertem gestreckten Arm, dem Körper anliegend, Handfläche nach oben, horizontaler Filmlage und senkrechtem Mittelstrahl der Röntgenstrahlung.

3. Die **axiale** Aufnahme ist nur möglich, wenn der Arm so weit abduziert werden kann, daß eine gebogene Filmkassette oder ein entsprechendes Lagerungsgerät in die Achselhöhle eingelegt werden kann. Aufnahme am sitzenden Kranken, der sich so weit zur Kassette oder zum Lagerungsgerät neigt, daß die Achsel dem Scheitel des winklig gebogenen Filmträgers anliegt. Senkrechter Mittelstrahl auf das Akromion. Keine Rotation des Arms (Handfläche nach unten).

Bei dieser Aufnahmerichtung wird die Pfanne fast tangential getroffen, im vorderen Bildfeld wird das Akromion und das Coracoid sichtbar, im hinteren (bei der Betrachtung oberen) die Spina scapulae. (Günstigste Darstellung seitlicher Verschiebung des Oberarmschaftes bei Halsbrüchen.)

4. Die seitliche Aufnahme erfolgt entweder von vorn oder von hinten bei Seitenlage des Kranken. Der Mittelstrahl der Röhre wird mit einer Röhrenneigung von 30° kopf- bzw. fußwärts auf den großen Oberarmhöcker gerichtet. Die Aufnahme von rückwärts dient zur seitlichen Darstellung des Schulterblatts, das in seiner Querachse getroffen wird. (Verwendung einer Hochleistungsapparatur und einer Streustrahlenblende ist erforderlich.)

Zur Erzielung eines Raumbildes müssen von dem gleichen Gegenstand 2 Aufnahmen auf verschiedene Filme mit verschiedener Röhrenstellung (der Größe des Augenabstandes) entsprechend angefertigt werden. Zur Einstellung in das Betrachtungsgerät sind Raummarken erforderlich, damit eine vollkommene Übereinstimmung der Bilder erzielt werden kann. Erschöpfende Angaben über die Stereographie sind von *Hasselwander* gemacht worden, der auch das beste Betrachtungsgerät angegeben hat.

Die Vielseitigkeit der Röntgenuntersuchung und ihrer Ergebnisse läßt es vorteilhaft erscheinen, klinische und Röntgenuntersuchung zunächst unabhängig voneinander zu bewerten, um nicht Gefahr zu laufen, das Ergebnis einer Untersuchungsart dem der anderen unterzuordnen. Erst bei vollständiger Übereinstimmung der Ergebnisse ist die restlose Ausnutzung beider Untersuchungen gewährleistet.

Krankheit und Mechanik.

Die Auswertung der Vorgeschichte und die gedankliche Wiederherstellung des Krankheitsablaufs oder des Unfallgeschehens auf der Grundlage des erhobenen Befundes ergibt nicht selten Widersprüche. Einerseits findet man bei angeblichen schweren Verletzungen nur geringfügige Folgen, andererseits aber bei leichten Traumen erhebliche klinische Veränderungen. Solche Widersprüche lassen sich klären, wenn man versucht, von dem klinischen Befund zu einer möglichen Vorgeschichte zurückzufinden, das heißt wenn man unter Zugrundelegung mechanischer Vorgänge die Ursachen der vorgefundenen Veränderungen sich zu erklären versucht. Jeder Knochenbruch, jede Verrenkung eines Gelenks setzen bestimmte Vorgänge voraus, die die Lage und den Ort bestimmen; aus der Verschiedenheit der Bruchformen kann man die Vorgänge ableiten, die zu einem bestimmten Bruch geführt haben. Die „Synthese der Ursache", wie man solche Überlegungen nennen kann, schützt vor einer Überbewertung der gegebenen Vorgeschichte, wie sie vom Kranken und seinen Zeugen geschildert wird und vor dem Trugschluß, daß eine Knochen- oder Gelenkserkrankung, die eine Unfallfolge sein kann, auch unter allen Umständen einen Unfall zur Voraussetzung hat.

Gehen die beiden Wege — von der Vorgeschichte zum klinischen Befund und — vom klinischen Befunde zur möglichen Vorgeschichte — auseinander, wird man bei erneuter klinischer Prüfung Krankheitszustände entdecken, die maßgeblichen Einfluß auf den klinischen Befund gehabt haben. Da sie aus der Beziehung „Ursache und Wirkung" dem Wesen nach herausfallen, stellen sie selbständige Erkrankungen dar. Sind diese Erkrankungen in ihrem Bilde so deutlich, daß sie die klinischen Veränderungen erklären können, die mit den „behaupteten" Ursachen nur einen sehr lockeren Zusammenhang haben, geht man sicher nicht fehl, sie als wesentlich bestimmend für den klinischen Ausgang anzusehen. In vielen Fällen kann man durch die Untersuchung, besonders den Röntgenbefund, das Spontanleiden aufdecken; oft wird aber erst die mechanische Ableitung auf die richtige Spur führen und zu ergänzenden Untersuchungen veranlassen.

I. Die Erkrankungen der Gelenkumgebung ohne oder mit Gelenkbeteiligung.

Die Periarthritis humeroscapularis.
(Periarticuläre Entzündung.)

Historische und literarische Übersicht.

Das Krankheitsbild der schmerzhaften Schulter wurde 1872 von *Duplay* zum erstenmal erwähnt. Er bezeichnete die Erkrankung als Periarthritis, weil sich am Gelenk und seinen Bestandteilen keine der Veränderungen nachweisen ließen, die bekannte und umschriebene Gelenkserkrankungen darstellen.

Die Beschwerden wurden von *Duplay* auf eine Schleimbeutelerkrankung des Schultergelenks zurückgeführt, und seine Ansicht wurde von *Küster* bestätigt. Auch *Seifert* deutete 1930 die Schulterbeschwerden als Folge einer Schleimbeutelerkrankung. Man vermutete aus nicht bekannten Ursachen eine Kalkablagerung in die Schleimbeutel, die zu einem Röntgenschatten führte und brachte diese Schleimbeutelverkalkungen in Verbindung mit den geklagten Beschwerden. *Sievers* fügte unter der gleichen Krankheitsbezeichnung die deformierende Entzündung des Akromioclaviculargelenks der Periarthritis zu (1914) und *Payr* den Ruheschaden des Schultergelenks.

Nach einer zusammenfassenden Arbeit von *Schaer* wird die Periarthritis humeroscapularis unterteilt in:
1. Ruhesperre und Ruhesteife.
2. Erkrankung der Supraspinatussehne.
3. Schleimbeutelerkrankungen.
4. Apophysenerkrankung.
5. Arthritis deformans des Sulcus intertubercularis.
6. Arthritis deformans des Artic. acromioclavicularis.

Schaer gibt folgende Krankheitserklärung:

„Unter Periarthritis humeroscapularis werden diejenigen mit Bewegungsbeschränkung des Schultergelenks einhergehenden Affektionen bezeichnet, die ihren Sitz in den periartikulären Geweben haben und deren Entstehung weder auf bestimmte Infektionserreger zurückzuführen noch direkte Folge spezifischer Lokal- oder Allgemeinerkrankung ist, sondern die scheinbar teils spontan, teils im Anschluß an unspezifische Erkrankungen fernab liegender Organe oder schließlich als Folge von Traumen des Schultergelenks manifest werden können."

1. Die Ruhesperre oder Ruhesteife (*Payr, Schaer, Ehalt, Keyl, Seifert, H. Meyer*) soll nach längerer Ruhigstellung eines Gelenks eintreten. Als Ursache der Bewegungsbehinderung des Gelenks wird eine Verklebung der Gelenkskapsel im Bereich der Achseltasche angesehen. Besondere Disposition wird von verschiedenen Autoren angenommen; nach *Payr* sind die Pykniker bevorzugt, nach *Ehalt* und *Schaer* finden sich unter den Trägern der Ruhesteife *Dupuytren*sche Kontrakturen.

2. Die sinnfälligste Form der Periarthritis ist nach vielen deutschen und den amerikanischen Autoren die Erkrankung der Supraspinatussehne. Klinisch äußert sich nach *Schaer* diese Erkrankung neben Bewegungsbeschränkung und Reibegeräuschen in umschriebener Druckschmerzhaftigkeit in der Umgebung des Tuberculum majus des Oberarms. Nach den anatomischen und operativen Befunden handelt es sich bei den Erkrankungen der Supraspinatussehne um eine primäre Nekrose an umschriebener Stelle. Vorher geht eine fettige Degeneration. Die Nekroseherde können Kalk einlagern und werden dann im Röntgenbild sichtbar als verschieden große und verschieden geformte Schattenflecke. Die Notwendigkeit einer Verkalkung besteht nicht, es kann also auch röntgennegative Sehnenerkrankungen geben. Nach *Schaer*, *Bronner* und zahlreichen amerikanischen Autoren können auch die Sehnen des Infraspinatus und des Teres minor von gleichen Ver-

I. Die Erkrankungen der Gelenkumgebung ohne oder mit Gelenkbeteiligung.

änderungen betroffen werden. Trotz der Ähnlichkeit der umschriebenen Herde mit der Tuberkulose konnte eine spezifische Ursache nicht festgestellt werden. Nach *Schaer* unterscheiden sich die herdförmigen Veränderungen deutlich von Tuberkeln. Sie sollen sehr viel Ähnlichkeit mit den Rheumaknötchen *Klinges* haben, die dieser als spezifisch ansieht.

3. Nach *Schaer* und *Kayl* sind die **Schleimbeutelentzündungen mit Kalkeinlagerung** entweder Fehldeutungen von Röntgenbildern oder aber sekundäre Schleimbeutelveränderungen durch den Durchbruch eines Sehnennekroseherdes in einen benachbarten Schleimbeutel. Die Bezeichnung „**Bursitis calcarea**" wird deshalb als unberechtigt abgelehnt und von einer „Pseudobursitis" gesprochen.

4. Die vierte Form der Periarthritis ist nach *Schaer* und *H. Meyer* die **Apophysenerkrankung**. Diese Veränderung wird überwiegend, wenn nicht ausschließlich am Rabenschnabelfortsatz beobachtet. Sie wird mit ähnlichen Veränderungen des Ellbogens (tennis-elbow) gleichgestellt. Röntgenologisch werden Unregelmäßigkeiten an den Begrenzungslinien des Rabenschnabelfortsatzes nachgewiesen. Umschriebener Druckschmerz soll vorliegen, auch Reibegeräusche an der Stelle der Erkrankung wurden beobachtet. Die Schmerzhaftigkeit dieser Erkrankung wird auf die sehr reichliche Versorgung dieses Gebiets mit sensiblen Nerven zurückgeführt.

5. Von allen Sachbearbeitern wird als Ursache der Schulterbeschwerden und der Bewegungseinschränkung unter dem Bilde einer Periarthritis die **Arthrose des Sulcus intertubercularis** angesehen. In der Umgebung dieses Gleitkanals der langen Bicepssehne sollen sich primäre arthrotische Zacken ausbilden und eine umschriebene Druckschmerzhaftigkeit hervorrufen. *H. Meyer* hat diese Veränderungen röntgenologisch dargestellt. Die Folge sei eine Bewegungsbeschränkung des Schultergelenks. Eine Folgeerscheinung soll der Riß der langen Bicepssehne sein.

6. Seit 1914 werden nach *Sievers* die Formveränderungen des Akromioclaviculargelenks, die **Arthritis deformans des Akromioclaviculargelenks**, der Periarthritis zugerechnet. Die im Röntgenbild sichtbaren und unterschiedlichen Deformierungen sollen die gleichen Erscheinungen klinischer Art hervorrufen wie die anderen Erkrankungen der Schultergelenksumgebung. Aufgefaßt werden sie als Arthritis oder auch als Arthrose.

Während *Schaer*, nach dessen Einteilung die kurze Beschreibung der Formen der Periarthritis gegeben wurde, die selbständige Schleimbeutelerkrankung ablehnt, wird sie von *Seifert* und *Gebhard* als die eigentliche Form der Periarthritis angesehen. Diese Autoren, auch *Payr*, nehmen ein Pseudogelenk an, das durch den Gleitspalt des Deltoideus gebildet wird. In diesem Spalt sollen sich entzündliche Veränderungen mit Kalkeinlagerungen einstellen, die zu einer Bewegungsbehinderung des Schultergelenks führen und starke Schmerzen bereiten. Verschieden geformte Kalkschatten, vor allen Dingen sichelförmige Kalkgebilde unterhalb des Tuberculum majus, werden als Ausdruck dieser Erkrankungsform beschrieben.

Über die Rückbildungsfähigkeit der verschiedenen Formen der Periarthritis werden von den Sachbearbeitern nur wenig Angaben gemacht. *Schaer* hat Rückbildung von Kalkherden der Supraspinatussehne beobachtet, auch die Schleimbeutelveränderungen bzw. die Erkrankung des subdeldoidalen Gleitspalts sind nach den maßgeblichen Autoren zuweilen rückbildungsfähig. Therapeutisch wird aber nur symptomatisch behandelt; *Schaer* hat die Verkalkungen der Supraspinatussehne in einzelnen Fällen operativ beseitigt.

Diese Zusammenstellung gibt einen Überblick über die heutige Auffassung der periartikulären Entzündung und ihrer verschiedenen Formen. Alle die beschriebenen Veränderungen werden unter dem Sammelnamen einer Periarthritis humeroscapularis zusammengefaßt. Der Umfang der als Periarthritis angesehenen Erkrankungen ist also verschieden, ebenso finden sich über die Ursachen und der röntgenologisch faßbaren Veränderungen verschiedene Deutungen. Das Bild der Periarthritis wird durch *Bronner* noch erweitert durch die Nekrosen mit Verkalkung des Discus, also der Sehnenplatte, die das Schultergelenk deckt und in die die Sehnen des hinteren Schultergürtels einstrahlen. Teilweise werden diese Erkrankungen, die sich nur am Schultergelenk finden, als Alters- und Verbrauchskrankheiten angesehen, und zwar von amerikanischen Autoren und von *Glatthaar* (s. Lit.). Das klinische Bild wird gleichfalls nicht ganz einheitlich beschrieben, es enthält aber in fast allen Fällen eine Bewegungsbeschränkung und starke Schmerzhaftigkeit bei allen Bewegungsversuchen.

Wenn nun auch die Verkalkungen im Bereich des Schultergelenks verschieden gedeutet werden, findet man doch in diesen röntgenologisch nachweisbaren Zuständen des Schultergelenks eine Gemeinsamkeit, die es berechtigt erscheinen läßt, verschiedene

I. Die Erkrankungen der Gelenkumgebung ohne oder mit Gelenkbeteiligung.

Erkrankungsformen unter einen gemeinsamen Namen zusammenzufassen. Der Umfang der unter Periarthritis verstandenen Krankheiten des Schultergelenks ist aber viel zu weit gefaßt.

Einteilung, Klinik und Ätiologie der periartikulären Entzündung.

Auf der Grundlage meiner klinischen und röntgenologischen Untersuchungen habe ich eine andere Einteilung getroffen, als sie bisher üblich war. In Anlehnung an die in der Literatur vorhandenen operativen und anatomischen Befunde sollen vor allem vom klinischen und röntgenologischen Gesichtspunkt aus die Krankheitsformen der Periarthritis betrachtet werden. Aus ätiologischen Gründen habe ich an Stelle der alten Krankheitsbezeichnung die Veränderungen als „periartikuläre Entzündung" bezeichnet.

Zur periartikulären Entzündung werden gerechnet:
1. die Degeneration der Supraspinatussehne,
2. die Schleimbeutelerkrankungen im Gleitspalt des M. deltoideus,
3. die Bandverkalkungen (= Apophysitis)

Die klinischen Erscheinungen der periartikulären Entzündung.

Die äußerlichen Zeichen der periartikulären Entzündung sind geringfügig; sichtbare Formveränderungen der Schultergelenke sind nicht vorhanden. Die Eigenbewegungen der erkrankten Schulter werden wegen der bestehenden Schmerzhaftigkeit ängstlich vermieden. Das Gelenk wird durch Muskelspannung in Adduktionsstellung ruhiggestellt. Die Schmerzen sind nach den Angaben der Kranken entweder plötzlich eingetreten oder haben sich schleichend eingestellt. Als Auslösung der Schmerzhaftigkeit wird in den meisten Fällen ein Unfall behauptet. Auch alte, weit zurückliegende Schulterkontusionen werden als vermeintliche Ursache angegeben.

An ärztlichen Diagnosen findet man neben der „Omarthritis" Arthritis oder Arthrose, häufig auch „Beschwerden nach Schulterkontusion".

Zahlenmäßig ergibt sich unter den hier untersuchten Kranken ein Überwiegen der Altersklassen über 35 Jahre, jedoch sind ältere Personen nicht ausschließlich unter den Kranken zu finden. Die Krankheitsdauer ist bei den älteren Kranken länger als bei den jungen; Rezidive kommen in allen Altersklassen vor.

Tabelle 3. Fälle 1933—1938 periarterielle Entzündung
und Behandlungsdauer.

Alter	Zahl	Behandlungsdauer	Behandlung über 91 Tage (%)
bis 35 Jahre	138	19 Tage	0
über 35 Jahre	222	77 Tage	$33^1/_3$

In diese Tabelle sind auch die Fälle möglicher direkter Traumen eingeschlossen und solche mit den Angaben über alte traumatische Veränderungen. Auffallend ist die Verlängerung der Behandlungsdauer bei den älteren Kranken.

Auch bei der Angabe einer frischen Schädigung fehlen immer die Zeichen einer Kontusion. Es besteht weder eine Verfärbung noch eine meßbare Schwellung. Während aktive Bewegungen nicht ausgeführt werden, sind die passiven Bewegungen auffallend wenig behindert. Die Dreh- und Pendelbewegungen der Schulter sind ohne Einschränkung auszuführen (gleiche Untersuchungsergebnisse bei *Schaer*). Bei vorsichtigem Übergang aus der Rotation in die Abduktion erweist sich diese gleichfalls nicht behindert. Schmerzhaft soll sie bei 90° bis etwa 110° werden. Darüber hinaus kann der Arm ohne Einschränkung und ohne wesentliche Schmerzen gehoben werden, bis zur vollständigen Streckung. Beim Senken des Arms werden bei den gleichen Winkelgraden Schmerzen angegeben. Geräusche sind fast immer bei allen ausgeführten Bewegungen vorhanden. Sie zeigen verschiedenen Charakter, ohne als charakteristisch angesehen werden zu können. Die Schmerzangabe ist nicht umschrieben. Am meisten wird über Schmerzen an der Außenseite des Oberarms bis zum Ellbogen geklagt, dabei ist das Tuberculum majus und die Schulterhöhe bei den Schmerzangaben keineswegs bevorzugt.

Bei der Untersuchung der nicht schmerzhaften Schulter sind immer die gleichen Gelenkgeräusche vorhanden, auch dann, wenn sich keine Bewegungshemmung feststellen läßt und Schmerzen dort nicht bestehen. Diese Geräusche verschwinden meist auch dann nicht, wenn Beschwerden nicht immer vorhanden sind, sie können das einzige klinische Zeichen einer auch röntgenologisch nachweisbaren periartikulären Entzündung bleiben.

Eine Umfangsverminderung des Schultergürtels und des Oberarms an der stärker beteiligten Seite ist festzustellen, jedoch erreicht sie keine erheblichen Grade. Die Weichteile und die Haut zeigen gute Verschieblichkeit, eine Verfärbung ist nicht vorhanden.

Zuweilen werden Schmerzen der Nackenmuskulatur angegeben, besonders beim Drehen des Kopfes und des Halses, auch Lumbago kann gleichzeitig festgestellt werden. — Der Allgemeinzustand der

Kranken zeigt keine Besonderheiten, es sind weder Astheniker noch Pykniker bevorzugt. Leichte Formveränderungen der Wirbelsäule bestehen.

Eine besonders befallene Berufsgruppe konnte nicht ermittelt werden; Außenarbeiter waren bevorzugt, jedoch alle Berufsgruppen ziemlich gleichartig beteiligt. Neurotiker fanden sich oft, und zwar in allen Altersklassen. Dem Grade der vorhandenen Neurose entsprechend war die Krankengeschichte mehr oder weniger weitschweifig. Frühere gleichartige Krankheiten werden nur selten angegeben, die Schmerzhaftigkeit steht im Mittelpunkt der geäußerten Klagen. Die Art der Gelenkfixierung entspricht nicht der nach einer frischen traumatischen Schädigung. Man vermißt in der psychischen und physischen Haltung der Kranken die Nachwirkungen eines plötzlichen Geschehens, und man gewinnt die Überzeugung, daß ein bereits, wenn auch nicht in gleicher Stärke, bekannter Zustand vorliegt, dessen Schmerzen durch bewußte und willkürliche Muskelanspannung vermindert werden sollen. In dem Verhalten der Kranken drückt sich die Dauer eines Zustandes aus, das Bekannte, und nicht das Unerwartete und Unerfaßte eines Unfalles.

Ätiologisch werden von den Sachbearbeitern keine eindeutigen Angaben gemacht, vorgeschichtlich wird von den Kranken meist ein frischer oder auch ein älterer Unfall behauptet. Übereinstimmung bezüglich der Art der periartikulären Erkrankung besteht über den entzündlichen Charakter der Veränderung. Wesentliche auslösende oder doch mitbestimmende Gründe für das Auftreten der schmerzhaften Schultererkrankung sind die klimatischen Schwankungen, besonders der Übergang vom trockenen zum feuchten Wetter. Das Vorliegen von Reibegeräuschen und positiver Röntgenbefunde zeigt die bestehende ,,Krankheitsbereitschaft", also einen labilen Gesundheitszustand. Die enge Verbindung der periartikulären Entzündung mit entzündlichen Veränderungen fernab liegender Organe (*Schaer*) weist auf eine Anergie (*Klinge*) hin. Das Leiden tritt nie als Einzelkrankheit auf. Mit dem Auftreten der Schulterbeschwerden finden sich gleichzeitige Verschlimmerungen von chronischem Lungenkatarrh, eines Bronchialasthmas, von Ekzemen und der Schuppenflechte. Die Grundlage der periartikulären Entzündung ist ein allergischer Zustand, erzeugt durch bekannte oder unbekannte Herdinfekte.

Werden solche ,,fokale Herde" beseitigt, bleiben auch die periartikulären Entzündungen in der Form akuter schmerzhafter Krankheiten ein einmaliges Ereignis. Die Folgezustände, besonders die Sehnenverkalkungen, bleiben allerdings zurück und können auch noch örtliche Herdinfekte darstellen. Sonst findet man eine ziemlich regelmäßige Wiederholung der Krankheitszustände im Anschluß an Temperaturschwankungen. Den behaupteten Traumen ist eine bestimmende Rolle für das Auftreten der subjektiven Krankheitszeichen nicht zuzuschreiben.

1. Die Degeneration der Supraspinatus-, Infraspinatus- und Teres minor-Sehne.

In Übereinstimmung mit *Schaer*, *Seifert*, *H. Meyer*, *Gwynne* und *Douglas* und anderen amerikanischen Autoren erscheint die Sehnenerkrankung der Supraspinatussehne als häufigste Form der periartikulären Erkrankung. Gleichzeitig oder isoliert können auch gleichartige Veränderungen der Infraspinatussehne und der Sehne des Teres minor gefunden werden. Bei der Supraspinatuserkrankung besteht besondere Schmerzhaftigkeit bei der Abduktion und dem Auswärtsheben, bei den Veränderungen des Infraspinatus und des Teres minor bei der Rotation.

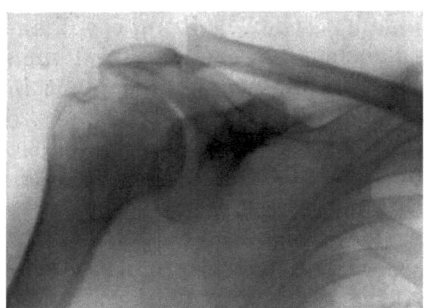

Abb. 1. 5778/38. Rechtes Schultergelenk, ventrodorsal. Fall auf die Schulter, keine passive Bewegungsbeschränkung. Schmerzen an der Außenseite des Oberarms. 45 Jahre. — Rö.: viereckiger, mäßig dichter Kalkschatten unterhalb des Akromion. Keine Arthrose. Verkalkung der Sehne des Supraspinatus.

Röntgenologisch lassen sich bei schmerzhafter Erkrankung im Bereich der Sehnen Kalkschatten von verschiedener Größe und Dichte feststellen. Je nach Einstellung finden sich diese Kalkschatten im Gelenkspalt, über oder neben dem Tuberculum majus. Sie sind in der Einzahl oder Mehrzahl vorhanden, unregelmäßig oder glatt begrenzt (Abb. 1, 2). Die Schatten rücken auch zuweilen, bei angezogener Schulter über das Akromion (Abb. 3, 4).

Die primären Nekrosen, die diesen Kalkeinlagerungen zugrunde liegen, werden nach *H. Meyer* durch Ernährungsstörungen hervorgerufen. Diese sind auf entzündliche Vorgänge zurückzuführen. und zwar auf einer injektiösen oder infekttoxischen Grundlage, entsprechend dem Begriff der Allergie. Eine Disposition ist anzunehmen, wahrscheinlich handelt es sich dabei um eine erworbene Disposition. Der Verlauf der Sehnenerkrankung hat große Ähn-

I. Die Erkrankungen der Gelenkumgebung ohne oder mit Gelenkbeteiligung. 21

lichkeit mit dem Ablauf tuberkulöser Prozesse, jedoch sind nach *Schaer* spezifische Ursachen abzulehnen. Ebenso wie bei diesen kann aber eine örtliche Verbreiterung der Herde durch perifokale Entzündung eintreten. Zeichen primärer traumatischer Blutungen sind nicht festgestellt worden, ebensowenig fanden sich Sehnenverletzungen (Einrisse). Schmerzauslösung durch eine leichte Kontusion ist nicht zu bestreiten, da ja bekanntlich alle entzündlichen Vorgänge berührungsempfindlich sind. Wesentlich für den Ablauf des Leidens ist aber die Quetschung nicht. Die Verkalkung der nekrotisierenden Herde der Sehnen stellt das Ende der entzündlichen Veränderungen dar und ist als erster Teil des Heilungsvorganges anzusehen. Die Verkalkungen bleiben meist bestehen, können aber in einzelnen Fällen zurückgebildet werden und in eine bindegewebige Narbe übergehen. Anwendung von Kurzwellentherapie kann in der Heilungsphase der Erkrankung die Kalkherde zum Verschwinden bringen, die ansteigende Phase ist physikalisch nicht zu beeinflussen, und man kann die Bildung der Kalkherde nicht aufhalten oder die Organisation des Nekroseherdes beschleunigen.

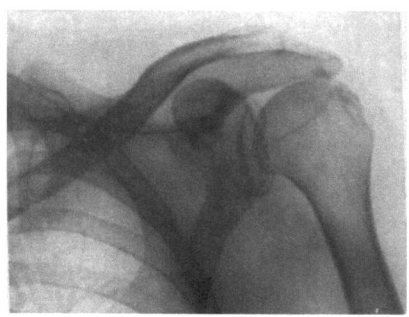

Abb. 2. L.W., 5985/36, 56 Jahre. Gegen einen Balken gestoßen. Sofort Schmerzen und Bewegungsunfähigkeit. Keine passive Bewegungsbeschränkung. Knirschen bei allen Bewegungen. — Rö.: Verkalkungen verschiedener Form und Größe in der Umgebung des großen Oberarmhöckers. Verkalkung der Sehnen des Supraspinatus und Infraspinatus. (Anordnung der Schatten im Verhältnis zum Tub. maj.) Ventrodorsale Aufnahme.

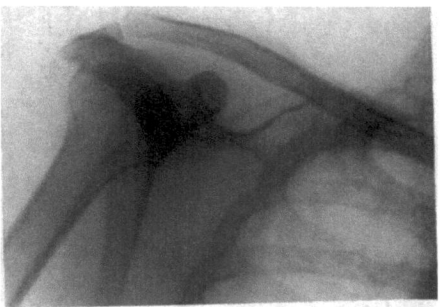

Abb. 2a. D. Gl., Rö.: dreieckiger, glatt begrenzter Schatten oberhalb des Tub. maj. Nur die Verkalkung des Supraspinatus wird sichtbar. Dorsoventrale Aufnahme.

In dieser Reaktion auf Strahleneinflüsse besteht eine vollkommene Übereinstimmung mit allen entzündlichen Vorgängen, die in ihren verschiedenen Phasen auf strahlende Heilmittel verschieden, je nach ihrem jeweiligen Zustand, reagieren. Diese Übereinstimmung ist ein „funktioneller Beweis" für den entzündlichen Charakter der Sehnenerkrankungen.

Mit der narbigen Ausheilung der Nekrosen ist der Heilungsvorgang beendet, und die Krankheit als solche kann damit zum Abschluß gekommen sein. Bei Erhaltenbleiben des primären Infektionsherdes oder bei unvollständiger Ausheilung kann ein Rezidiv oder eine Verbreiterung auftreten, jedoch kann mit einer einmaligen Krankheit die Schultererkrankung ihr Ende gefunden haben. Wiederholungen oder Neuerkrankungen im gleichen Sehnenbereich können zu späteren Sehnenrissen führen.

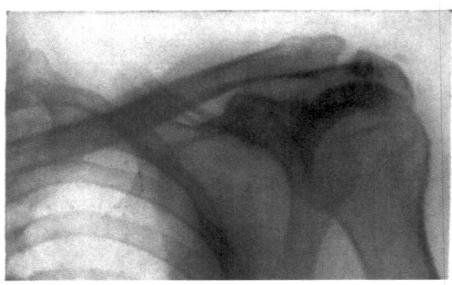

Abb. 3. Sch. I., 56 Jahre. Quetschung der linken Schulter. Aktiv keine Bewegungen, passiv freie Beweglichkeit in allen Richtungen. Unbestimmte Schmerzangaben, größte Schmerzhaftigkeit an der Außenseite des Oberarms unterhalb des Tub. maj. — Rö. 2 rundliche Kalkschatten in der Supraspinatussehne. Es besteht neben dieser Erkrankung eine Arthrose des Schultergelenks. Die Schulter ist durch Muskelspann hochgezogen. Ventrodorsale Aufnahme.

2. Die Schleimbeutelerkrankungen im Gleitspalt des M. deltoideus.

Wenn in einem Teil der vorhandenen Literatur über die Periarthritis das Vorliegen selbständiger Schleimbeutelverkalkungen bestritten wird, dann muß dieser Auffassung in 2 Punkten zugestimmt werden: „Feste Kalkbestandteile werden in die Schleimbeutel nicht eingelagert, und es tritt die umschriebene Veränderung eines einzelnen Schleimbeutels nicht ein."

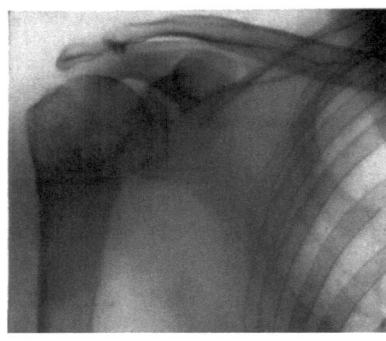

Abb. 4. L. G., 35 Jahre. Nach einem Fall auf den Arm wurde eine Luxation angenommen. Außerhalb Reposition. — Rö.: Sehr kleine und flache Pfanne. Rundlicher mäßig dichter Schatten hinter dem Tub. maj. Keine Absprengung. Verkalkung der Supraspinatussehne. Dazu finden sich Formveränderungen des Akromioclaviculargelenks (habituelle Verrenkung). Rechte Schulter dorsoventrale Aufnahme.

Am Schultergelenk finden sich 2 verschiedene Formen von Schleimbeuteln, solche die in einem direkten Zusammenhang mit dem Innengelenk stehen, und solche die als geschlossene Schleimbeutel denen der großen Gelenke gleichen. Die Erkrankungen der ersteren werden erst später besprochen, da sie nicht zur periartikulären Entzündung gehören und immer mit einer Gesamtbeteiligung des Gelenks an den entzündlichen Veränderungen verbunden sind.

I. Die Erkrankungen der Gelenkumgebung ohne oder mit Gelenkbeteiligung. 23

Die Schleimbeutel des subdeltoidalen Gleitspalts können aber wie die großen Schleimbeutel des Kniegelenks z. B. selbständig erkranken. Die selbständig erkrankenden Schleimbeutel sind die Bursa subacromialis und die Bursa subdeltoidea.

Die chronisch-entzündlichen Veränderungen der großen Schleimbeutel der Gelenke gehen mit einer Vermehrung und Verdichtung ihres Inhaltes und ihrer Kapsel einher. Eine Disposition zu solchen chronischen Schleimbeutelentzündungen ist anzunehmen. Bei den Entzündungen des infrapatellaren Schleimbeutels z. B. besteht fast immer eine doppelseitige Erkrankung. Dazu kann man immer Insuffizienzzeichen der Gelenke feststellen mit seitlicher Wackelbeweglichkeit, Überstreckbarkeit, Asymmetrie der Gelenksbestandteile usw. Dazu finden sich Entartung oder Verschiebung der halbmondförmigen Knorpel, Verdickung der Binnengelenksfettkörper und Formveränderungen der unteren Kniescheibe. Nur solche Schleimbeutel reagieren auf einen äußeren Reiz oder einer geringfügigen Quetschung mit einer starken Flüssigkeitsvermehrung oder auch einem blutiggefärbten Erguß und sie zeigen dann das ausgesprochene Bild der chronischen Schleimbeutelentzündung. Diese verdickten Schleimbeutel geben einen deutlichen Röntgenschatten, der entweder homogen oder wabig strukturiert ist. Eine Schattendichte von der des Knochens wird dabei nicht gefunden, jedoch sind die Schleimbeutelschatten deutlich dichter als die der umgebenden Weichteile.

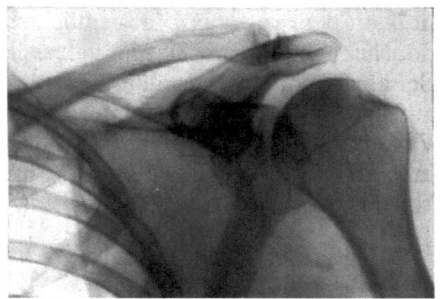

Abb. 5. M., 122/37, 30 Jahre. Schmerzen und Muskelspannung. Quetschung der linken Schulter. Früher schon wegen rheumatischer Beschwerden behandelt. Rö.: Sichelförmige deutlich von Knochen abzugrenzende dichte Verschattung neben dem Oberarm unterhalb des Tub. maj. Verdichtung der B. subdeltoidea. Dazu kleine flache Pfanne und Unregelmäßigkeiten des Akromioclaviculargelenks. Linke Schulter, ventrodorsal.

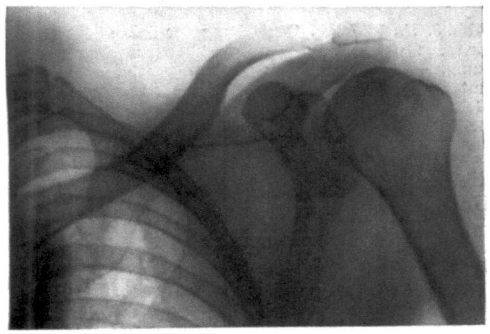

Abb. 5a. Gleichartige Erkrankung wie Fall 5. Der sichelförmige Schatten hat sich bis auf einen kleinen Rest zurückgebildet. Es besteht keine passive und aktive Bewegungseinschränkung. Linke Schulter ventrodorsal. (Weiche Aufnahme.)

Bei den selbständigen entzündlichen Erkrankungen der Schleimbeutel im Gleitspalt lassen sich ebenso wie am Kniegelenk Zeichen einer Gelenkinsuffizienz feststellen. Vor allem findet man die „hängende Schulter", kleine flache Pfannen usw. Diese Zeichen einer allgemeinen Leistungsschwäche des Gelenks sind naturgemäß nicht so vielseitig wie am Kniegelenk, aber doch deutlich.

Das Röntgenbild zeigt auf der Höhe der schmerzhaften Erkrankung einen sichelförmigen Schatten ohne Knochenstruktur neben dem großen Oberarmhöcker und ist von diesem durch einen deutlichen glatten Spalt getrennt. Bei Abduktion wird dieser Schatten deutlich nach oben verschoben. Wiederholte Röntgenaufnahmen zeigen mit dem Nachlassen der Beschwerden auch eine Verminderung der Schattengröße und Dichte. Er wird zunächst in einzelne Flecken aufgelöst, um mit der Schmerzfreiheit vollkommen verschwunden zu sein (Abb. 5 und 5a).

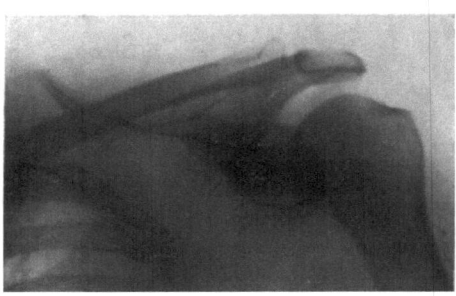

Abb. 6. H., 53 Jahre. Quetschung der linken Schulter. Schmerzhaftigkeit, keine passive Bewegungsbeschränkung. — Rö.: Rundlicher glatt begrenzter Schatten unter dem Akromion, nach allen Seiten gut abzugrenzen. Gelenkspalt erweitert. Verdichtung des Subakromialen Schleimbeutels. Linke Schulter ventrodorsale Aufnahme.

Das Bild stellt die Erkrankung und Entzündung des subdeltoidalen Schleimbeutels dar. Sie können einmalig sein, können sich aber auch regelmäßig wiederholen und dann immer wieder die gleichen Röntgenzeichen machen.

Unter den im Freien Arbeitenden kann man solche sich wiederholenden Erkrankungen häufig beobachten. Durch den Wechsel der ärztlichen Behandlung sind solche Fälle selten zu verfolgen. Ich konnte einen Fall längere Zeit beobachten, bei dem die erstmalige Erkrankung, als Unfallsfolge anerkannt, zu einer regelmäßigen Untersuchung kam. Die Rezidive der Schultergelenkserkrankung stellten sich mit den gleichen Röntgenzeichen in der gleichen Jahreszeit ein, in der sie zum ersten Male aufgetreten waren, und zwar im Oktober. — Nach den aktenmäßig festgelegten ärztlichen Befunden wurde bei der ersten ärztlichen Untersuchung wegen der geklagten Schulterbeschwerden eine Bewegungsunmöglichkeit des Gelenks festgestellt. Röntgenaufnahmen wurden regelmäßig angefertigt und immer wieder wird der sichelförmige Schatten neben dem Tuberculum majus beschrieben, wenn die Röntgenaufnahme sofort nach Eintritt der Schmerzhaftigkeit angefertigt worden ist. Lag der Beginn der Erkrankung schon aber 2 bis 3 Wochen zurück, dann zeigte das Röntgenbild keine sichtbaren Veränderungen mehr. Die Krankheitsdauer überschritt selten 4 Wochen.

Bei gleichen klinischen Erscheinungen und Beschwerden zeigt das Röntgenbild, gleichzeitig oder gesondert und allein, eine Verschattung der Bursa subacromialis. Man sieht bei der Erkrankung dieses Schleimbeutels einen rundlichen, ziemlich dichten Schatten oberhalb des Oberarmkopfes und unterhalb des Akromions. Diese

I. Die Erkrankungen der Gelenkumgebung ohne oder mit Gelenkbeteiligung. 25

schattengebende Schleimbeutelverdichtung ist nicht so häufig zu beobachten wie die des subdeltoidalen Schleimbeutels, wahrscheinlich nur wegen der schlechteren röntgenologischen Darstellbarkeit (Abb. 6). Auch bei dieser Erkrankung kann man den Wechsel der Schattendichte, entsprechend dem Grad der geäußerten Beschwerden, feststellen.

Bei gleichzeitigen Kalkherden der Supraspinatussehne ist die selbständige Erkrankung der Bursa subacromialis immer zweifelhaft. In solchen Fällen, besonders bei erheblicher Schattendichte, ist nach *Schaer* eine Pseudobursitis anzunehmen (Abb. 7). Die Selbständigkeit dieser Schleimbeutelerkrankung mit Einlagerung von Kalksubstanzen berechtigt zu der Bezeichnung Bursitis calcarificata, jedoch ist es vorzuziehen, die Bezeichnung ,,chronische bzw. chronisch - rezidivierende Schleimbeutelentzündung'' zu wählen.

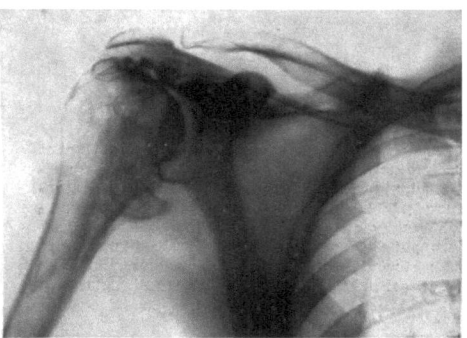

Abb. 7. H. W., 44 Jahre. Als reponierte Verrenkung zur Behandlung gekommen. Rö.: Rundliche Schatten im Bereich des Supraspinatus. Verdichtung der Bursa subacromialis. Fleckige Atrophie des Oberarmkopfes. Exostosenförmige Verkalkung (M. subscapularis). Pseudobursitis calcarea (*Schaer*).

In der amerikanischen Literatur findet man die Vermutung ausgesprochen, daß die Schleimbeutelverdichtungen auf primäre Blutergüsse nach Kontusionen zurückzuführen seien, und daß diese Blutergüsse nachträglich verkalken. Dieser Ansicht widerspricht die bereits erwähnte Tatsache, daß traumatische Blutergüsse an gesunden Schleimbeuteln, gleich welchen Orts, nicht beobachtet werden. Weiterhin die Tatsache des schnellen Sichtbarwerdens der Schleimbeutel mit dem Eintritt der Beschwerden und der Wechsel der Schattendichte bei dem Abklingen der Krankheitszeichen. Außerdem gehört es nicht zum Bilde der Blutergüsse, zu verkalken; Verkalkungen von Ergüssen treten nur bei einer entsprechenden Disposition ein.

3. Die Bandverkalkungen.

Der Periarthritis zugerechnet wird die Apophysitis des Rabenschnabelfortsatzes. Bei den Untersuchungen zur Feststellung der Ursache von Schulterbeschwerden konnte die Erkrankung als ausgedehnter nachgewiesen werden, als sie nach den Bildern von *H. Meyer* dargestellt ist. Sie beschränkt sich nicht auf den Knochen, sondern ergreift auch die dort ansetzenden Bänder, besonders das Lig. coracoclaviculare.

Als Ursache plötzlich oder schleichend aufgetretener Beschwerden findet man oft neben einer umschriebenen Verbreiterung der Tuberositas coracoidea des Schlüsselbeins, die an sich physiologisch sein kann, Verdichtungen des Bandes, die entweder eine vollständige Bandverkalkung darstellen oder zu Teilverdichtungen geführt haben. Der Rabenschnabelfortsatz zeigt bei diesen Bandverkalkungen an seinem Ende, also am Ansatz des Bandes dornartige Ausziehungen, die den Bildern von *H. Meyer* entsprechen. In Übereinstimmung mit den Sehnenverkalkungen ist die Bandverkalkung meist nicht einheitlich. Man erkennt innerhalb des Bandes unregelmäßig geformte Verdichtungen, die sich aber verbreitern können und zu einer ziemlich homogenen Verdichtung des ganzen Bandes führen. Die Form der Bandverdichtung, aus unregelmäßigen Inseln aufgebaut, schützt vor einer Verwechslung mit der echten Gelenkbildung zwischen Schlüsselbeinrauhigkeit und Rabenschnabelfortsatz, wie man sie als seltene Anomalie beobachten kann (Abb. 8, 8a, 9, 10, 11).

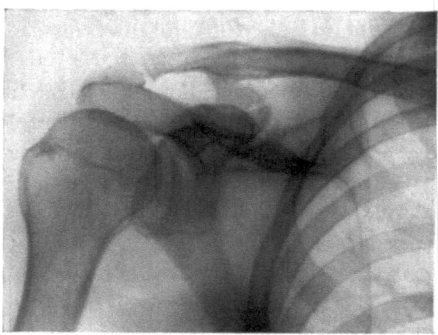

Abb. 8. K.O., 38 Jahre. Unfall durch herabfallendes Brett. Schlüsselbeinbruch. Nach 6 Monaten Bandverdichtung und Verkalkung. Bewegungsbeschränkung (für 2 Jahre 30% Rente). Keine Bewegungsbehinderung am 5. I. 1939. Leichte Umfangsverminderung. Schmerzen sollen bestehen, ebenso Schwäche. Rö.: Verkalkung des Lig. coracoclaviculare mit Pseudogelenkbildung. Ventrodorsale Aufnahme rechter Schulter.

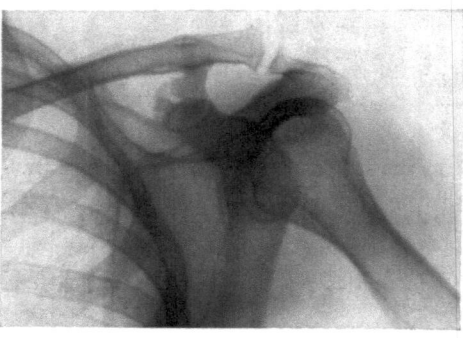

Abb. 8a. Der gleiche Fall. Dorsoventrale Aufnahme der rechten Schulter.

Gleichartig kann auch das Lig. coracoacromiale verkalken, jedoch ist diese Veränderung schwerer darzustellen und entgeht deshalb der Feststellung.

Die Röntgendarstellung der Bandverdichtung und ihrer Ausdehnung verlangt Sonderaufnahmen, die in Einzelheiten nicht angegeben werden können. Die Lage des Falles ist für die Sonderaufnahme entscheidend. Bezüglich der Notwendigkeit

I. Die Erkrankungen der Gelenkumgebung ohne oder mit Gelenkbeteiligung. 27

von Sonderaufnahmen bei den Röntgendarstellungen des Schultergelenks sei auf *Blankett* und *Healy* verwiesen, die als Normalaufnahmezahl des Schultergelenkes fünf verschiedene Aufnahmerichtungen verlangen.

Die gleichartige Herkunft dieser Bandverkalkungen und der Sehnenverkalkungen und ihre Lage außerhalb des Gelenks berechtigen zu der Einordnung dieser Erkrankung unter die periartikuläre Entzündung der Schulter. Sie treten an die Stelle der Apophysitis als **Bandverkalkungen** des Schultergelenks.

Verlauf und Behandlung der periartikulären Entzündung.

Die 3 verschiedenen Formen der periartikulären Erkrankung können klinisch nach einmaligem Auftreten in Heilung übergehen, sie können regelmäßig wiederkehren oder auch Dauerschäden hinterlassen, denen die Sehnenrisse zugeordnet werden müssen. Außer der Erforschung des auslösenden Erkrankungsherdes ist man bezüglich der Behandlung zu einer symptomatischen Therapie verurteilt. Verschiedentlich sind bei den Sehnennekrosen der

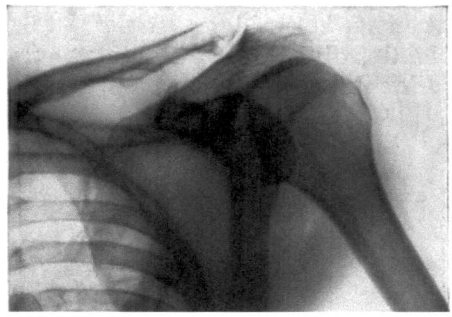

Abb. 9. H. L., 48 Jahre. Schmerzen und Bewegungsbehinderung im Schultergelenk links nach Fall auf die Schulter. Passive Bewegungen nur um wenige Grade eingeschränkt. Heben der Schulter Schmerzangabe. — Rö.: Unvollständige Bandverdichtung zwischen Coracoid und Clavicula. (Lig. Coracoclaviculare). Nebenbefund: Formveränderungen des Acr. clav.-Gelenks. Dorsoventrale Aufnahme.

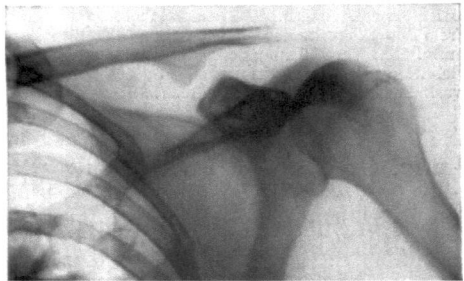

Abb. 10. 236/37. 30 Jahre. Rö.: Verbreiterung und Verlängerung der Tub. coracoidea. Bandverkalkung mit Pseudogelenk. Zufallsbefund. Keine Beschwerden.

Suprasspinatussehne operative Eingriffe vorgenommen worden, jedoch hat sich der größte Teil der Chirurgen entschlossen, nur bei Bänder- bzw. Sehnenrissen einen operativen Eingriff vorzunehmen. Neben der Injektion anästhesierender Flüssigkeiten (*Schaer*) wird die physikalische Therapie verwandt. Ultrakurzwellen haben sich bei allen Formen der periartikulären Erkrankungen als vorteilhaft erwiesen, jedoch können sie die Rückbildung der Nekrosen oder der

Verkalkungen nicht herbeiführen. In der absteigenden Phase eines periodischen Krankheitsverlaufes können sie den Eintritt der Schmerzfreiheit wesentlich beschleunigen.

Die Röntgentiefentherapie hat in der letzten Zeit viele Anhänger gefunden, und zwar wird bestrahlt nach den Grundsätzen der Entzündungsbestrahlung. Sehr gute subjektive Erfolge werden berichtet, ob aber die Röntgentherapie eine Zustandsänderung der Erkrankungsherde herbeiführen kann, ist noch nicht bekannt. Eigenbeobachtungen fehlen.

Massage und passive Bewegungsübungen sollen vermieden werden und gehören nicht in die Behandlung der periartikulären Entzündung.

Erkrankungen mit Gelenkbeteiligung.

Bronner äußert in seiner letzten Arbeit über die periartikuläre Erkrankung, daß die „Peri-Entzündung der Schultergelenkserkrankung im weiteren Sinne" zuzurechnen sei.

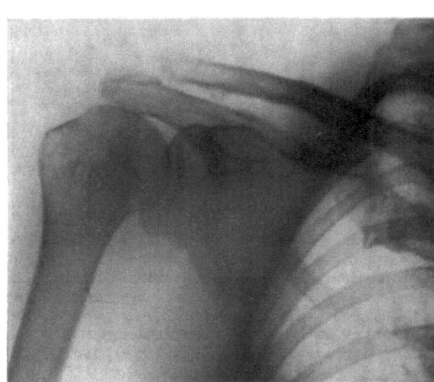

Abb. 11. B. L., 53 Jahre. Nach Quetschung Schmerzen bei allen Bewegungen. Klinisch keine Veränderung, freie Beweglichkeit, nur eine leichte Streckbehinderung. Rö.: Vergrößerung der Tub. corac., rundlicher Schatten zwischen diesem und dem Coracoid. Bandverkalkung (sog. Apophysitis). Rechte Schulter ventrodorsal.

Bei den 3 Formen der periartikulären Entzündung: Sehnennekrosen mit Verkalkung, Schleimbeutelentzündung des Gleitspalts, Bandverkalkungen, ist eine ausgesprochene Gelenkbeteiligung nicht vorhanden, und alle 3 Formen kommen als umschriebene Krankheitsvorgänge im Schulterbereich vor. Die anderen Krankheitsformen, die der Periarthritis zugerechnet werden, sind aber zweifellos Erkrankungen, bei denen eine Gesamtbeteiligung des Gelenks festgestellt werden kann.

Unter den periartikulären Erkrankungen mit Gelenkbeteiligung werden angesehen:

1. Die entzündlichen und verkalkenden Prozesse der mit dem Gelenkraum verbundenen Schleimbeutel.
2. Die Schulterversteifung ohne Arthrose.

1. Schleimbeutelerkrankungen.

Die wichtigsten der mit dem Gelenkraum in einer direkten Verbindung stehenden Schleimbeutel sind: Bursa subcoracoidea,

I. Die Erkrankungen der Gelenkumgebung ohne oder mit Gelenkbeteiligung. 29

Bursa subscapularis, Bursa intertubercularis, Bursa coracobrachialis. Auch die „Sehnenscheide" der langen Bicepssehne im Sulcus intertubercularis steht sowohl mit dem Gelenkraum als auch mit diesen Schleimbeuteln in direktem Zusammenhang, so daß die als „Arthrose des Sulcus intertubercularis" angesehene Erkrankung unter die unter 1 bezeichnete Erkrankung fällt und dieser zugerechnet werden muß.

Die Schleimbeutel können gleichfalls im Röntgenbild sichtbar werden, jedoch erscheinen ihre entzündlichen Veränderungen nicht isoliert. Sie sind immer mit einer Beteiligung des ganzen Gelenks verbunden. Das Gelenk zeigt bei dieser Krankheit eine Schwellung und Verdikkung. Die Unterschlüsselbeingrube ist verstrichen. Die passiven Bewegungen sind zwar nur wenig eingeschränkt, aber die Bewegung ist in allen Graden des Bewegungsvorganges schmerzhaft. Deutliche derbe Reibegeräusche sind dabei vorhanden. Im Gegensatz zu den rein periartikulären Ent-

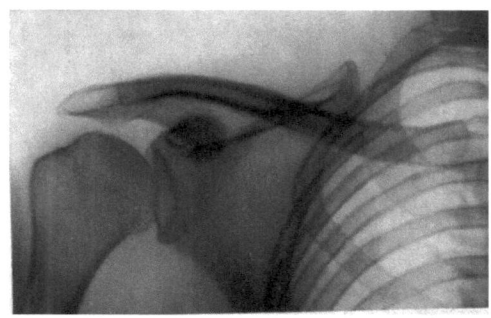

Abb. 12. K. F., 50 Jahre. Quetschung der Schulter rechts. Eigenbewegungen sehr unvollständig, fremdtätige Bewegungen ohne Einschränkung. Reibegeräusche bei allen Bewegungen. Druckschmerz an der Vorderseite des Schultergelenks. Früher keine Beschwerden. Rö.: Rundlicher gleichförmiger Schatten neben dem vorderen Rand der Pfanne an der rechten Schulter. Unter dem Akromion findet sich eine rundliche weiche glatte Verschattung. Gelenksspalt weit. Verdichtungen mehrerer Schleimbeutel in Gelenkraumverbindung. Pfannenrandverdichtungen (Arthrose). Rechte Schulter, ventrodorsale Aufnahme.

zündungen ist die Drehbewegung des Gelenks deutlich behindert.

Röntgenologisch findet man rundliche glatt begrenzte, aber nicht kalkdichte Verschattungen im Bereich der angegebenen Schleimbeutel, ohne daß immer alle Schleimbeutel gleichzeitig dargestellt sein müssen. Durch den Gelenkserguß sind die Konturen des Gelenks und die Knochenstruktur leicht verwaschen (Abb. 12).

Der Schmerzpunkt bei dieser Erkrankung liegt im Sulcus intertubercularis. Die Bewegungen des Ellbogens sind schmerzfrei, dagegen wird die Abduktion des Oberarms bei gebeugtem Ellbogen als schmerzhaft angegeben. Ausgesprochene Kalkkörper werden nur selten gefunden. Vereinzelt kann man im Bereich des Sulcus rundliche reihenförmig angeordnete Kalkkörper finden (Abb. 13). Bei solchen ausgesprochenen Verkalkungen muß aber die Möglichkeit einer spezifischen Schultergelenkserkrankung immer erwogen werden. Der Krankheitsfall der Abb. 13 hatte aber keine Anzeichen für das Vorliegen einer spezifischen Erkrankung (Stereoaufnahme).

Weder bei dieser noch bei anderen gleichartigen Erkrankungen konnten am Gelenk oder am Sulcus arthrotische Veränderungen nachgewiesen werden. Es besteht immer nur eine Kalkatrophie und fast immer auch gleichzeitig eine Umfangsverminderung des Schultergürtels und des Oberarms. Durch die Kalkatrophie erscheinen die Oberarmhöcker zwar deutlicher als bei normalem Kalkgehalt, sie zeigen aber keine Randanlagerungen.

Der Sulcus intertubercularis, durch eine bindegewebige Platte gedeckt, ist kein eigentliches Gelenk oder eine gelenkähnliche Bildung, so daß man nicht von einer Arthrose sprechen kann, wenn sich auch Randanlagerungen finden. Durch die entzündlichen Vorgänge der Sehnenscheide der langen Bicepssehne stellen sich oft entzündliche Reaktionen des Periosts ein, und die periostale

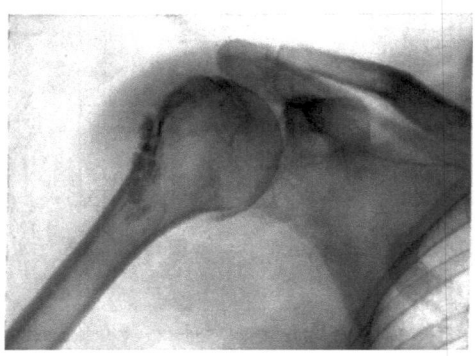

Abb. 13. Th. E., 4275/37, 43 Jahre. Quetschung der Schulter, vorgeschichtlich keine Angaben früherer Erkrankungen, auch nicht an anderen Organen. Abduktionsbehinderung und Schmerzhaftigkeit aller Schulterbewegungen. — Rö.: Stereo.: Tuberc. maj. u. min. unregelmäßig begrenzt. Im und unterhalb des Sulc. intertub. rundliche kalkdichte Schatten in Reihe in allen Richtungen im gleichbleibenden Verhältnis zum Knochen gelegen. Fläche nur sehr kleine Pfanne. Kalkeinlagerungen in die Schleimbeutelscheide der langen Bicepssehne. Stereo.-Rö. Schulter ventrodorsal.

Anlagerungen rufen die Unregelmäßigkeiten der Knochenbegrenzungen hervor.

Diese Form der Schultergelenkserkrankung neigt zu Rezidiven und Erscheinungen der Gelenkschwellung und die Schmerzhaftigkeit der Bewegungen wiederholt sich oft und in regelmäßigen Zwischenräumen. Der Klimawechsel spielt auch hier sicher eine ausschlaggebende Rolle. *Bronner* trennt die chronische Entzündung des Sulcus intertubercularis von der Tuberkulose ab und schließt die spezifischen Erkrankungen ausdrücklich aus. Die ganze Form der Gelenkserkrankung und ihr Ausgang in Versteifung mit Kalkatrophie des Knochens und Verschmälerung des Gelenkspalts weist aber trotz negativer Untersuchungsergebnisse auf eine

I. Die Erkrankungen der Gelenkumgebung ohne oder mit Gelenkbeteiligung. 31

spezifische Ursache hin. Sicher aber kann der infektiöse Charakter der Erkrankung nicht bestritten werden; die Blutkörpersenkung ist zwar nicht immer, aber in vielen Fällen beschleunigt.

2. Schulterversteifung ohne Arthrose.

Die Schulterversteifung mit Fehlen der Zeichen einer Arthrose steht in einem engen Zusammenhang mit der Erkrankung der gelenkverbundenen Schleimbeutel. *Röntgenologisch* findet man alle Zeichen einer fortgeschrittenen Kalkatrophie mit rundlichen, scharf begrenzten Aufhellungen im Oberarmkopf, besonders in der Nähe des großen Oberarmhöckers. Der obere Gelenksspalt erscheint meist nicht wesentlich verschmälert, die Gelenkspfanne ist glatt und zeigt keine Randverdichtungen. Auch die Konturen des Oberkopfes sind glatt.

Die so erkrankte Schulter, meist mit der Vorgeschichte eines kurz vorher erlittenen Unfalles, wird in Adduktion gehalten. Aktive Bewegungen werden nicht ausgeführt, die passiven Bewegungen sind nur in einem sehr geringen Maß vorhanden. Selbst die Drehbewegungen sind fast vollkommen aufgehoben.

Ein Fall aus dem hiesigen Krankengut (Abb. 14) soll als Beispiel angeführt werden, weil er zu einer längeren Beobachtung Gelegenheit bot. — Eine Systemerkrankung der Knochen (Paget) konnte nach den Röntgenbildern ausgeschlossen werden; ebenso aber auch eine fortschreitende deformierende Arthrose. Ohne daß vorgeschichtliche Angaben gemacht wurden, bestand, anscheinend ohne Kenntnis des Trägers, ein Riß der langen Bicepssehne. Auch aus den Aktenvorgängen waren frühere Erkrankungen nicht festzustellen.

Im Endergebnis handelt es sich um eine Schultersteife, die sich schleichend und unbemerkt entwickelt hat und bei der ein Riß der langen Bicepssehne unbeachtet auftreten konnte.

Die Schultersteife kann also bei geeigneten Kranken eintreten, ohne daß vorher aus irgendwelchen Gründen eine gezwungene Ruhigstellung des Gelenks vorlag. Einer solchen kommt nur eine sehr untergeordnete Bedeutung für das Auftreten der Gelenksteife zu, und nur die Schultergelenke versteifen nach einer Ruhigstellung, die sich bereits vorher in den Zustand der chronisch entzündlichen Erkrankung des Gelenks befanden. Der Bicepsriß des erwähnten Krankheitsfalles zeigt, daß ein Wesensunterschied zwischen der Erkrankung der gelenkverbundenen Schleimbeutel und der Schulterversteifung nicht besteht. Auf das Bestehen einer Disposition bei der Schultersteife weisen auch *Payr, Schaer, Ehalt, Kayl, Seifert* und andere Autoren hin, *Ehalt* fand diese Erkrankung überwiegend bei Pyknikern, während *Schaer* bei einem Viertel der Fälle gleichzeitig das Vorliegen einer *Dupuytren*schen Kontraktur nachweisen konnte. Zum Bilde der deformierenden Arthrose gehören diese Schultersteifungen nicht, ebensowenig wie man die Sehnenrisse des Biceps als Folgezustand einer Arthrose ansehen kann (Abb. 15). Auch die veränderte Breite des Gelenkspalts spricht gegen eine Arthrose.

Wie der angeführte Krankheitsfall zeigt, sind die Muskelrisse als Bestandteile dieser fortschreitenden Schulterversteifung anzusehen. Wenn auch traumatische Ursachen für die Muskelrisse angegeben werden, sind direkte Schäden nur möglich durch scharfe, den Muskel oder die Sehne treffende Gegenstände. Die indirekten Muskelrisse sind als reine Folgen plötzlicher Muskelspannung sehr fraglich.

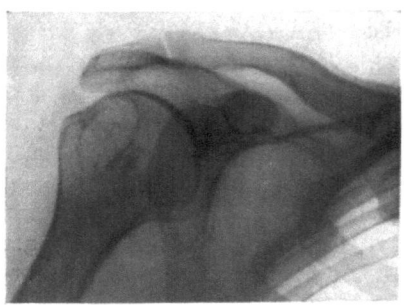

Abb. 14. K. E., 60 Jahre. Quetschung der rechten Schulter. Starke Bewegungseinschränkung in allen Richtungen. Keine frischen Verletzungszeichen. Alter Riß der langen Bicepssehne, dem Kranken nicht bekannt. Frühere Krankheiten werden nicht angegeben. — Rö.: Kalkarmut des Oberarmkopfes mit rundlichen Aufhellungen, Unregelmäßigkeit der Begrenzung des großen und kleinen Oberarmhöckers. Keine sichtbaren arthrotischen Veränderungen des Gelenks. Schultersteife ohne Arthrose mit Bicepsriß. Stereoaufnahme ventrodorsal.

Bei jugendlichen Sportlern werden Sehnenrisse öfter beobachtet. Hier spielt sicher die plötzliche Muskelanspannung eine maßgebliche Rolle. Wenn man aber diese Muskel- oder Sehnenrisse einer genauen Untersuchung unterzieht, stellt sich heraus, daß es sich nicht um Sehnenrisse handelt, sondern um Knochenteilabrisse am Sehnenansatz, während die Sehne selbst unverändert und unverletzt bleibt.

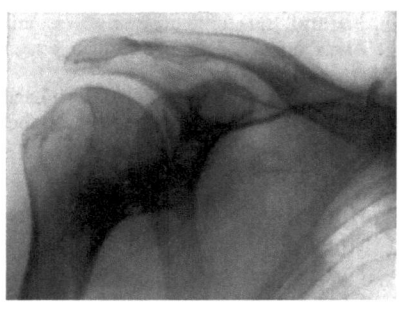

Abb. 15. Derselbe Fall wie Abb. 14. Rö.: Die Atrophie des Oberarmkopfes erscheint wie durch Cysten hervorgerufen. Gelenkspalt verbreitert. Sonst Übereinstimmung mit der Raumbildaufnahme. Rechte Schulter ventrodorsal in Adduktion.

Muskeln und Sehnen bilden eine physiologische Einheit. Die Festigkeit der Sehne entspricht der möglichen Leistungsfähigkeit des Muskels, die nicht willkürlich bis zu jedem Maß gesteigert werden kann. Die Sehnenrisse, besonders der langen Bicepssehne, entwickeln sich schleichend auf der Grundlage entzündlicher Vorgänge. Sie liegen in der Sehnenscheide und führen zu einer Quellung und Entartung der Sehne. Diese wird spröde und brüchig und reißt bei einer normalen Muskelbeanspruchung ein. Der Eintritt des Sehnenrisses

I. Die Erkrankungen der Gelenkumgebung ohne oder mit Gelenkbeteiligung.

ist verbunden mit einer akuten Verschlimmerung der entzündlichen Vorgänge seiner Umgebung und der mit ihr verbundenen Gelenksbestandteile. Die entzündlichen Veränderungen und ihre Erscheinungen können so sehr im Vordergrunde stehen, daß der Eintritt des Sehnenrisses nicht bemerkt wird.

Folgezustände und Behandlung.

Die entzündlichen Erkrankungen der Schleimbeutel in einem direkten Gelenkzusammenhang stellen sich in ihrem akuten Stadium dar als Gelenksentzündung mit Sichtbarkeit der Schleimbeutel, deren Inhalt sich verdichtet und vielleicht auch im seltenen Falle Kalkeinlagerungen zeigt. Knorpeldefekte, wie sie auch *Bronner* erwähnt, können in ihrem Gefolge auftreten. Die Arthritiden (nicht Arthrosen) zeigen auf der Höhe der Erkrankung eine Vermehrung der Gelenksflüssigkeit, später bilden sich Schleimhautatrophien mit Verklebungen aus. Kalkatrophie der Knochen des Gelenks ist immer vorhanden.

Die Behandlung ist bezüglich des Erfolges wiederhergestellter Beweglichkeit ziemlich aussichtslos. Da meist ältere Kranke betroffen sind, ist auch deren Interesse an einem Behandlungserfolg nur sehr gering. Geringe Besserungen der Beweglichkeit lassen sich durch Hydrotherapie erzielen, aber nie eine vollständig freie Beweglichkeit. Trockene Wärmebehandlung einschl. von Ultrakurzwellen ist aussichtslos und führt zu einer Schmerzverstärkung, ebenso sind passive Bewegungen zu widerraten. Injektionsbehandlung mit Immetal oder Pregl kann zuweilen eine vorübergehende Besserung herbeiführen. Mechanisches Lösen der Verklebungen durch Bewegungen in Narkose wird von allen Sachbearbeitern abgelehnt und als aussichtslos bezeichnet.

Die Ursachen der entzündlichen Krankheiten der Gelenkumgebung und der Gelenkversteifungen.

Der entzündliche Charakter der periartikulären Erkrankungen mit und ohne Gelenkbeteiligung ist nach dem klinischen Bilde und nach den anatomischen Untersuchungen der Sachbearbeiter nicht zweifelhaft. Teilweise wird in der Beurteilung der Ursachen für das Auftreten der schmerzhaften Schultererkrankungen ein traumatischer Einfluß für möglich gehalten, aber an keiner Stelle ausdrücklich betont. Die Auslösung der Beschwerden und vielleicht auch der Veränderungen überhaupt durch einen traumatischen Einfluß, wird verschiedentlich in Erwägung gezogen. *Payr* sowohl als auch *Schaer* haben aber die Grundlage wesentlich breiter gewählt und die Möglichkeit der Wirkung mechanischer, entzündlicher und chemischer Reize erwogen.

Amerikanische Autoren und *Glatthaar* deuten alle Veränderungen des Schultergelenks, die bisher unter dem Namen einer Periarthritis zusammengefaßt wurden, als eine Alters- und Verbrauchskrankheit und stellen sie auf eine Stufe mit der Arthrose bezüglich ihrer Ätiologie. Der Grund dieser Ansicht scheint die Tatsache zu sein, daß *Glatthaar* ebenso wie *Akerson* (zitiert nach *Bronner*, der diese Ansicht nicht teilt), nur „aged and down-and out men" untersucht worden sind. Das hiesige Krankengut unterscheidet sich vorteilhaft dadurch, daß Kranke aller Altersklassen untersucht werden konnten. Dabei fand sich weder klinisch noch röntgenologisch ein wesentlicher Unterschied zwischen den Krankheitsabläufen.

Entzündung und Trauma sind Gegensätze, auch das chronische Trauma gehört nicht in die Vorgeschichte einer entzündlichen Veränderung, um so weniger, wenn dieses chronische Trauma in einer fortgesetzt falschen Bewegungsfolge gesehen wird. Die Theorie der Entstehung der Sehnennekrosen durch ein oft wiederholtes Anstoßen des großen Oberarmhöckers am Akromion bei der Abduktion, widerspricht den physiologischen Bewegungsvorgängen. Wenn man auch am anatomischen Präparat solche Vorgänge herstellen kann, wird bei der normalen Bewegung, die während der Arbeitsverrichtung ausgeführt wird, die Drehbewegung des Oberarms ausgeführt, ehe der Oberarmhöcker mit dem Akromion in Berührung kommt. Nur gewaltsam können solche Bewegungen, die nicht erlernt zu werden brauchen, in einer falschen Folge ausgeführt werden, oder auch dann, wenn Nervenschäden vorliegen.

Das chronische Trauma für die Entstehung der Sehnennekrosen und der entzündlichen Veränderungen der Gelenksumgebung, ist aus physiologischen Gründen abzulehnen. Ebensowenig aber erscheint das einmalige Trauma geeignet, die Vorgänge herbeizuführen, die sich klinisch, röntgenologisch und anatomisch feststellen lassen. Kurz nach einem behaupteten Trauma stehen die entzündlichen Vorgänge — bei Fehlen aller Verletzungszeichen — schon so voll ausgebildet da, daß schon zeitlich gar keine Zusammenhänge zwischen ihnen und einem Unfall bestehen können.

Die Aktenvorgänge solcher chronisch-entzündlicher Erkrankungen geben wohl nie einen Anhalt für das Vorliegen eines Unfalles. Ein wirkliches unfallmäßiges Geschehen kann selbstverständlich bei entzündlichen Vorgängen eine Verschlimmerung eines bereits bestehenden Zustandes bezüglich der Schmerzhaftigkeit hervorrufen, bleibt aber auf den normalen Ablauf der Erkrankung ohne Einfluß.

II. Knorpel-Knochenerkrankungen der Schulter durch Gefäßschädigung.

Die Osteochondritis dissecans.

Im Kniegelenk und im Ellbogengelenk ist die Osteochondritis eine bekannte Erscheinung. Die voll ausgebildete Osteochondritis dissecans zeigt innerhalb des Gelenks mehr oder weniger zahlreiche freie Körper verschiedener Größe und geschichteter Struktur (Abb. 16). Diese freien Körper gehören aber nicht mit Notwendigkeit zur Osteochondritis, und ihr Fehlen ist kein Beweis gegen die bestehende Krankheit. Der Beginn der Erkrankung der Gelenke fällt in das Jugendalter, und an den stark beanspruchten Gelenken, besonders dem Kniegelenk, sind die ersten Zeichen der Krankheit zu beobachten, wenn junge Arbeiter regelmäßige körperliche Arbeit verrichten müssen. Auch ohne Gelenkkörper sind die Krank-

II. Knorpel-Knochenerkrankungen der Schulter durch Gefäßschädigung. 35

heitszeichen überraschend einheitlich. Es bestehen rezidivierende Ergüsse, X-Beinstellung und alle sonstigen Zeichen einer Leistungsschwäche und klinische Veränderungen, die vielfach als Unfallsfolgen und als Zeichen einer Meniscusschädigung angesehen werden. Bei der Operation findet man vielleicht eine Verschiebung der wenig elastischen Menisken, eine Verdickung der Binnengelenksfettkörper und eine Rötung und Verdickung der Schleimhaut, auch unter dem Namen „lipophage Degeneration" zusammengefaßt.

Später kann es dann zur Ausbildung freier Körper im Gelenk und zu Osteophytenbildung kommen, die

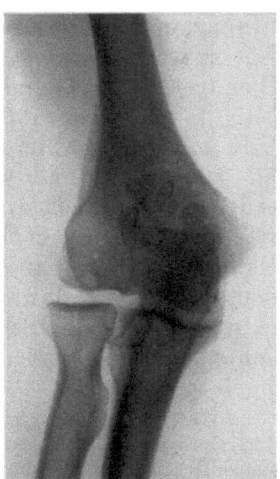
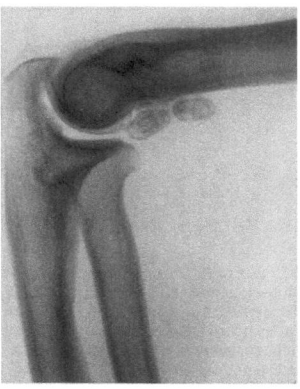

Abb. 16. Rö.: Zahlreiche rundliche freie Körper im Ellbogengelenk rechts. Kein Preßluftwerkzeug gebraucht. Osteochondritis dissecans Ellbogengelenk.

aber einen Endzustand erreichen, der in seinen funktionellen Auswirkungen einer Heilung gleichkommt. „Durch die Erreichung eines Endzustandes unterscheiden sich die Veränderungen deutlich von den fortschreitenden Prozessen der deformierenden Arthrose."

Am Ellbogen sind die Leistungsminderungen des Gelenks vor Auftreten der freien Körper nicht leicht festzustellen, und es scheint, als ob sich in sehr kurzen Zeiträumen eine große Anzahl freier Körper ausbilden könnten. Man muß deshalb annehmen, daß es eine anlagemäßig bedingte chronische Osteochondritis und eine akute, vielleicht infektiöse Form gibt.

Axhausen nimmt als Ursache der Osteochondritis Gefäßstörungen spastischer, infektiöser oder auch traumatischer Natur an. Es kommt in einem umschriebenen Gebiet besonders bevorzugter Knochenabschnitte zu umschriebenen Infarkten. Der geschädigte Knochenbezirk stößt sich ab mit dem ihn bedeckenden Knorpel und entwickelt sich zu einem freien Körper im Gelenk. Ob alle freien Körper sich in dieser Form entwickeln, ist aber nicht sicher und bei der reichlichen Zahl und den großen freien Körpern des Ellbogengelenkes ist anzunehmen, daß Chondrome oder auch Osteome von der Gelenkskapsel gebildet werden.

Nach *Nagura* muß jedem osteochondritischen Prozeß eines Gelenks ein Knorpelschaden vorangegangen sein, der für die meisten Fälle in das jugendliche Alter verlegt werden muß. Die dabei auftretenden Knorpelrisse führen zu einem mehrfachen Umbauvorgang, bis es schließlich zur Ausbildung eines freien Körpers kommt.

Die Entstehung freier Körper im Schultergelenk aus einer der angegebenen Ursachen wird in Deutschland bezweifelt, und tatsächlich gibt es nur wenig Fälle von Schultergelenkveränderungen mit solchen, bei denen man nicht später die vermeintlichen freien Körper anderweitig lokalisieren müßte.

Es soll deshalb hier ein Fall beschrieben werden, bei dem sich plötzlich große freie, schalenförmige Knorpelknochenkörper ausgebildet haben, ohne daß eine direkte traumatische Schädigung des Schultergelenks vorgelegen hat.

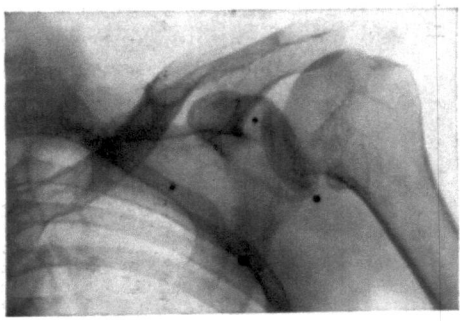

Abb. 17. P. A., 65 Jahre. Nach Bronchopneumonie im Anschluß an einen Rippenbruch plötzlich auftretende Schulterversteifung rechts. — Rö.: Großer länglicher freier Körper im Gelenk ventral, zunächst deutlich vom Knochen abzugrenzen und im Raumbild als schalenförmiger Knochenschatten zu erkennen. Ein zweiter schalenförmiger Schatten, nicht vollständig vom Knochen zu trennen, liegt gleichfalls ventral unterhalb. Er überragt den Knochenrand. (Die vorliegende Aufnahme ist eine Raumaufnahme aus dem Robert Koch-Krankenhaus). Im weiteren Verlauf nehmen die Körper deutlich an Dichte ab. — Die Beweglichkeit der Schulter hat sich nicht gebessert. Stereo.: Schulter rechts (mit Raummarken).

Fallbeschreibung. A. P., Nr. 5877. Fall aus 2 m Höhe auf die linke Brustseite. Sofort Krankenhaus. Röntgenologisch keine sicheren Rippenfrakturen. Am gleichen Tage 38,4°. Diagnose der Chirurgischen Abteilung: Bronchopneumonie und Verlegung auf die Innere Abteilung. Nach 2 Tagen plötzliche Schmerzen der rechten Schulter mit starker Bewegungsbehinderung. Nach dem Röntgenbefund wurde eine Periarthritis angenommen. Nach Abklingen der Lungenerscheinungen Zurückverlegung auf die Chirurgische Abteilung. 6 Wochen Krankenhaus, weiter ambulante Behandlung (Unfallambulatorium). Befund bei der Aufnahme: Lungen frei von katarrhalischen Geräuschen, rechte Schulter äußerlich ohne Formveränderung, Bewegungseinschränkung in allen Richtungen. Umschriebener Druckschmerz am vorderen Gelenksumfang.

Röntgen (Abb. 17, 18). Große freie Körper im vorderen Gelenkanteil, die sich schalenförmig dem Oberarmkopf anlegen. Ein kleinerer rundlicher Körper an der Innenseite des Halses. — Beide Körper nehmen während der Behandlung deutlich an Dichte ab unter Besserung der Beweglichkeit. Diagnose: Akute Osteochondritis.

Dieser nur einmal beobachtete Krankheitsfall ist insofern von einem besonderen Interesse, als einerseits die klinischen Erschei-

II. Knorpel-Knochenerkrankungen der Schulter durch Gefäßschädigung. 37

nungen mit denen der periartikulären Entzündung übereinstimmen, andererseits die Ausbildung von freien Gelenkkörpern im Schultergelenk zu sehen ist. Leider fehlen Angaben über frühere Erkrankungen des Schultergelenks, von dem Kranken selbst werden sie bestritten. Man muß also eine akute Entstehung von freien Körpern im Schultergelenk annehmen, die sich im Anschluß an einen abliegenden infektiösen Prozeß (Bronchopneumonie) entwickelt haben und zu plötzlichen Beschwerden führten.

Die ätiologische Klärung muß theoretisch bleiben, weil nur ein einzelner Fall zur Erörterung stehen kann. Die plötzliche Entstehung der freien Gelenkkörper im Schultergelenk nach einer infektiösen Erkrankung widerspricht nicht der Ansicht von *Axhausen*, daß plötzlich aufgetretene Gefäßstörungen zu einer umschriebenen Knochennekrose geführt haben. Die fortschreitende Resorption der gebildeten freien Körper unterstützt die Deutung von Knochenknorpelbestandteilen, die aus dem Gesamtverband des Knochens gelöst worden sind und einer allmählichen Auflösung zugeführt werden.

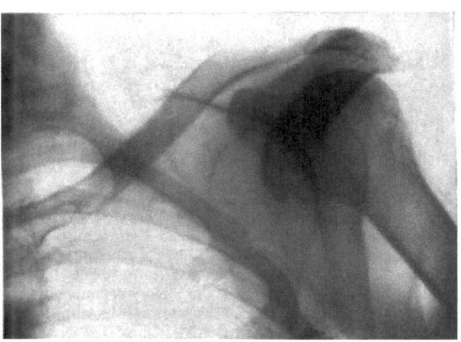

Abb. 18. Der gleiche Fall wie 26. Rö.: Die beiden freien Körper werden deutlich sichtbar, auch der kleine rundliche unterhalb gelegene Körper, der deutliche Knochenschichtung (Originalaufnahme) erkennen läßt. Dorsoventrale Aufnahme rechter Schulter.

Die deformierenden Erkrankungen des Acromioclaviculargelenks.

Die deformierende Erkrankung des Akromioclaviculargelenks wurde bisher der periartikulären Entzündung zugerechnet. Ihrer Art nach wird sie als deformierende Arthrose angesehen. Sie ist aber weder eine Alterskrankheit noch weist sie in ihrem Ablauf die Unaufhaltsamkeit arthrotischer Prozesse auf. Nach einem subakuten Beginn führt sie zu einem sich in allen Fällen gleichbleibenden Endzustand, der keine Veränderungen mehr erfährt. Im Gegensatz zu den produktiven Arthrosen bestehen die Endzustände in einer Rarefizierung des Knochens.

Die Beschwerden treten ziemlich plötzlich auf, und man findet die Erkrankung des Acromioclaviculargelenks vorwiegend bei Lastträgern aller Altersklassen. Eine entzündliche Schwellung des Gelenks kann beobachtet werden.

Die Röntgenaufnahme zeigt zu Beginn der Erkrankung rundliche Aufhellungen des Schlüsselbeinendes bei leicht verbreitertem Gelenkspalt (Abb. 19). Dann bilden sich rundliche tropfenförmige Ausziehungen aus, die aber den Rahmen der normalen Knochenkontur nicht überschreiten, bei Kalkverarmung des Schlüsselbeinendes (Abb. 20). Das folgende Stadium führt zur Ausbildung rundlicher freier Körper im Acromioclaviculargelenk (Abb. 21). Diese Körper werden in den meisten Fällen resorbiert und verschwinden.

Der sich in allen Fällen gleichbleibende Endzustand zeigt eine becherförmige Vertiefung des Schlüsselbeinendes bei einer deutlichen Verbreiterung des Gelenksspaltes (Abb. 22). Schon während der Ausbildung der freien Gelenkkörper vermindert sich die Kalkatrophie, die am Ende der Erkrankung mit der Ausbildung der becherförmigen Vertiefung verschwunden ist. Auch die entzündlichen Veränderungen sind abgeklungen, wenn es zur Ausbildung der freien Körper kommt. Bei diesem unveränderlichen Endzustand sind Beschwerden nicht vorhanden, man findet klinisch eine leicht pathologische Beweglichkeit des Schlüsselbeinendes und vielleicht eine leichte Verdickung der Acromialgegend. Rezidive wurden

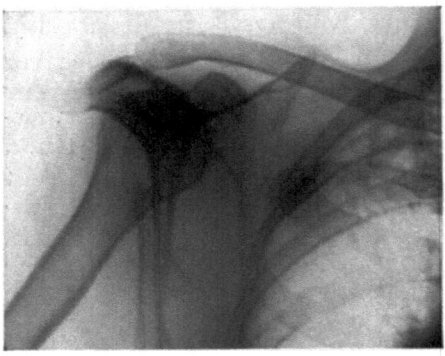

Abb. 19. K. E., 31 Jahre. Ohne äußere Ursache Schmerzen und Schwellung des Acromioclaviculargelenks. Lastträger von Beruf (linke Schulter Trageschulter). — Rö.: Kalkverarmung und rundliche Aufhellungen des Schlüsselbeinendes. Keine Verbreiterung des Gelenkspalts. Zustand des Beginns der deformierenden Endzündung (Osteochondritis). Dorsoventrale Aufnahme.

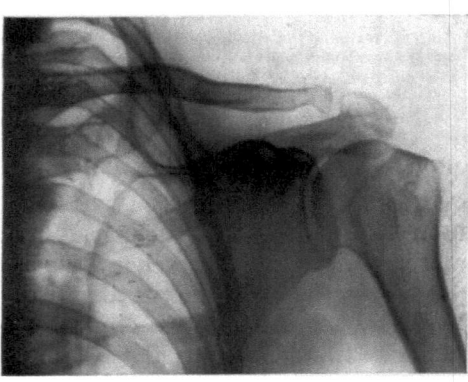

Abb. 20. B. L., 33 Jahre. Schmerzen und Schwellung des Acromioclaviculargelenks. Keine frische Schädigung. Trageschulter. Rö.: Kalkarmut des distalen Schlüsselbeins, Gelenkspalt erweitert. Rundliche tropfenförmige Ausziehung nach unten. Fortschreitende Formveränderungen der Osteochondritis. Ventrodorsale Aufnahme linke Schulter.

nicht beobachtet. Die Dauer der Gesamterkrankung ist verschieden, erstreckt sich aber meist über mehrere Monate. Beschwerden bestehen nur zu Beginn der Erkrankung, solange entzündliche Prozesse vorhanden sind.

II. Knorpel-Knochenerkrankungen der Schulter durch Gefäßschädigung.

Die Formveränderung des Endzustandes dieser umschriebenen Krankheit des Acromioclaviculargelenkes entspricht den Bildern der Köhlerschen Krankheit des 2. Mittelfußknochens. Auch hat der Gesamtablauf der Krankheit sehr viel Ähnlichkeit mit dieser Knochenerkrankung. *Seifert* hat die chronisch-entzündlichen Vorgänge am Acromioclaviculargelenk mit der *Schlatter*schen Krankheit der Tuberositas tibiae verglichen und hebt hervor, daß sie nicht die Form typischer arthrotischer Veränderungen hätten.

Die Ursache der Krankheit ist nicht bekannt. Eine unfallmäßige Auslösung ist nicht festzustellen und wird auch nicht behauptet. Da Träger überwiegend an der Seite befallen werden, an der sie tragen, ist ein chronischer fortgesetzter Reiz nicht auszuschließen. Als Folge dieses chronischen Reizes bilden sich Durchblutungsstörungen aus, die die beschriebenen Vorgänge an den Knochen auslösen. Unter Bezugnahme auf *Axhausen* sind mit diesen Durchblutungsstörungen die Vorbedingungen für eine Osteochondritis dissecans gegeben, und tatsächlich entspricht das Krankheitsbild in seinem Ablauf dieser Erkrankung der großen Gelenke.

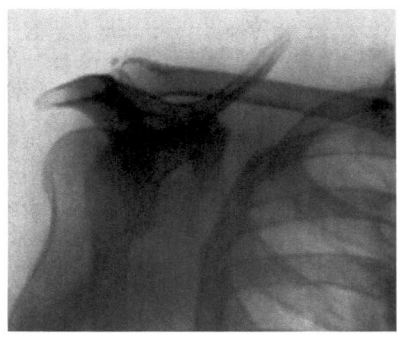

Abb. 21. Sch. A., Trägerschulter. Rö.: Abflachung des Schlüsselbeinendes. Kleiner rundlicher freier Körper im Gelenkspalt des Acromioclaviculargelenks. Dorsoventrale Aufnahme der rechten Schulter. Übergangsstadium der Osteochondritis.

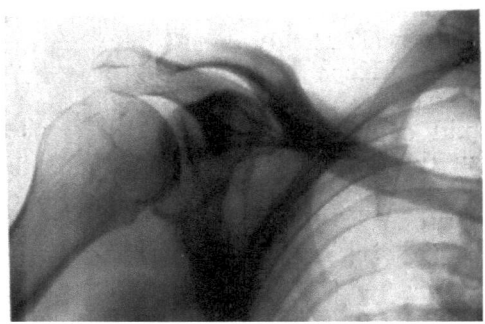

Abb. 22. M. K., 48 Jahre. Rö.: Verbreiterung des Acromioclaviculargelenks, becherförmige Vertiefung des Schlüsselbeinendes, keine merkbare Kalkverarmung der umgebenden Knochen. Schmerzloser Endzustand der Osteochondritis. Ventrodorsale Aufnahme.

Die selbständige Krankheit des Acromioclaviculargelenks ist nach den Untersuchungsergebnissen und den Röntgenbildern als Osteochondritis dissecans anzusehen und hat keinen Wesenszusammenhang mit der deformierenden Arthrose. Daß sich allerdings später und im hohen Alter auch arthrotische Prozesse einstellen können, soll mit der Feststellung dieser selbständigen Erkrankung nicht angezweifelt werden.

Die Arthrose der Schulter.

Bei jugendlichen Personen bereitet die Erfassung eines selbständigen Krankheitsbildes von Teilen des Schultergelenks oder auch des Gesamtgelenks keine Schwierigkeiten, weil man chronisch deformierende, vorhergehende Prozesse ausschließen kann. Die auffällige Verlängerung der Krankheitsdauer bei Schulterverletzungen oder vermeintlichen traumatischen Schäden eines Gelenks im höheren Alter ist darauf zurückzuführen, daß bereits vor dem Eintritt der Schädigung fortschreitende gelenkverändernde Vorgänge bestanden. Da diese Arthrose des Schultergelenks in ihren Anfängen nur geringe klinische und röntgenologische Zeichen macht, wird sie ebenso oft bei der Beurteilung übersehen wie sie fälschlich bei unklaren Beschwerden eines Gelenks angenommen wird.

Alle Erkrankungen des Schultergelenks und seiner Umgebung führen zu einer veränderten Stellung, die aber als solche keinen Krankheitszustand darstellt. Das Fehlen produktiver arthrotischer Prozesse schließt das Vorhandensein einer Arthrose nicht aus, jedoch ist es nicht angängig, aus einer atypischen Einstellung bei der Röntgenaufnahme das Ergebnis der Röntgenbilder einer Vermutungsdiagnose unterzuordnen und veränderte Gelenkdarstellungen als Randverdichtungen zu deuten.

Die Knochenveränderungen der Arthrosen der Schultergelenke sind erst sehr spät zu beobachten, und die klinischen Erscheinungen und die Beschwerden stehen oft in einem deutlichen Gegensatz zu der Geringfügigkeit des Röntgenbefundes.

Die deformierende Arthrose ist als Verbrauchs- und Beanspruchungskrankheit (*Baetzner*) anzusehen, ohne daß man das Vorliegen disponierender Momente bestreiten kann. Der Ausgangspunkt der arthrotischen Prozesse sind nicht die Knochen. Die ersten Veränderungen betreffen die Gelenkskapsel. Die Schleimhaut wird verdickt und gewulstet, sie ist gerötet und glanzlos und unterscheidet sich von der synovialen Form der Tuberkulose nur durch das Fehlen von Knötchenbildung. Die entzündlichen Vorgänge führen entweder zu einer Vermehrung oder einer Verminderung der Gelenksflüssigkeit. Bei den Arthrosen mit Neigung zu vermehrter Flüssigkeitsbildung kann man periodische Verschlimmerungen beobachten, die mit Ergußbildung ins Gelenk einhergehen. Während der Zeit des Ergusses besteht Schmerzhaftigkeit und Bewegungshemmung in allen Richtungen, besonders in der Abduktion. Nach Rückgang des Ergusses sind weder Beschwerden noch Bewegungseinschränkung vorhanden, jedoch bildet

II. Knorpel-Knochenerkrankungen der Schulter durch Gefäßschädigung.

sich eine solche unaufhaltsam aber langsam und darum unbemerkt aus. Die fehlenden Bewegungsgrade werden durch Bewegungen des Schultergürtels ausgeglichen, und der Kranke merkt das Vorliegen der unvollständigen Beweglichkeit entweder bei frischen Nachschüben oder aber bei einer zwar nicht außergewöhnlichen, aber ungewohnten Verrichtung, die dann als Ursache dieser Behinderung angesehen wird.

Allmählich greifen die entzündlichen Prozesse auf den Knorpel über, der seine Elastizität verliert und verschmälert wird. Belastete Gelenke zeigen in dieser Periode der fortschreitenden Krankheit eine Verschmälerung des Gelenksspalts. Durch den fortgesetzten Gebrauch des Gelenks kommt es nach einer weiteren Verminderung des Knorpels zu einem Knochenreiz. Der Knochen beantwortet diesen Reiz mit Randwulst- und Zackenbildung. Vor dem Eintreten der Knochenveränderungen und von Kalkeinlagerungen in den fibrös entarteten Knorpel läßt sich häufig eine Kalkverarmung mäßigen Grades feststellen, die als reine Inaktivitätsatrophie anzusehen ist. In diesem Zustand sieht man auf den Röntgenbildern umschriebene, aber nicht immer scharf begrenzte Aufhellungen in den gelenkbildenden Knochen, die zuweilen mit Cysten oder umschriebenen Infektherden verwechselt werden. Gleichzeitig ist immer eine Umfangsverminderung der Muskulatur vorhanden, die deshalb erwähnt werden muß, weil man aus ihrem Vorhandensein auf das Alter der bestehenden Erkrankung schließen kann. Schnell sich ausbildende Muskelatrophien bei Ruhigstellung von Gliedmaßen findet man nur bei Kindern, so daß eine, wenn auch beschränkte, Gebrauchsbehinderung bei dem Vorliegen einer Muskelatrophie längere Zeit bestanden haben muß, wenn es sich um erwachsene Personen handelt. Die Muskelatrophie bedingt eine Wertveränderung des Röntgenbildes, das sich durch scharfe Konturzeichnung besonders der Pfannenränder auszeichnet, ohne daß diese Formveränderungen zeigen. Diese Folge technischer Bedingungen bei dem Vorliegen einer Atrophie wird häufig als Arthrose gedeutet. Sie kann, muß aber nicht (indirektes) Zeichen einer vorhandenen Arthrose sein. Die Randwulstbildung an wenig belasteten Gelenken ist nur gering und erst bei weit fortgeschrittener Erkrankung nachzuweisen. Sie erscheint immer erst nach der Knorpelentartung und bildet sich nicht an den knorpelbedeckten Gelenkteilen aus. Deshalb werden die Gelenkflächen selbst bei der Arthrose zunächst nur wenig verändert, und sie zeigen röntgenologisch erst sehr spät Begrenzungsunregelmäßigkeiten. Auch die Kalkeinlagerungen in den entarteten Knorpel treten an den Gelenkrändern auf, so daß Knorpelzerstörungen nur bei Verwendung von Kontrastmitteln dargestellt werden können.

Neben der Atrophie des Knochens und dem Muskelschwund findet man schon in den Anfängen der Erkrankung eine geringfügige Einschränkung der Drehbewegungen, besonders bei der trockenen Form der Schultergelenksarthrose. Bei der mit Ergußbildung einhergehenden Form erscheint trotz der deutlichen Bewegungseinschränkung der Gelenksspalt erweitert. Gelenkgeräusche sind bei der passiven Gelenksbewegung festzustellen, sie haben aber gegenüber den anderen Gelenkgeräuschen keinen typischen Charakter.

Infektiöse Ursachen für die Arthrose sind nicht anzunehmen, und sie ist eine reine Verbrauchskrankheit, zum Unterschiede von einer Arthritis, bei der man als Zeichen infektentzündlicher Vorgänge eine Beschleunigung der Blutkörpersenkung feststellen kann.

Bei allen Schultergelenkserkrankungen und -verletzungen findet man eine Mitbeteiligung durch eine Arthrose erst im höheren Alter, entsprechend dem Wesen dieser Krankheit als Alters- und Verbrauchserscheinung (Tabelle 5). Die scheinbaren Dauerschäden nach Schulterverletzungen, besonders nach Quetschungen und Verrenkungen, sind durch die unbemerkten Arthrosen hervorgerufen, die bereits vor dem Eintritt der Schädigung bestanden haben. Die rein traumatisch bedingte Arthrose ist nach den Erfahrungen auch nach schweren Verletzungen jugendlicher Gelenke unwahrscheinlich. Nicht bestreitbar ist die Möglichkeit einer Beschleunigung der Gelenkversteifung bei vorhandener Arthrose nach traumatischen Schäden, jedoch nur bei älteren Personen. Mit *Payr* und *Böhler* ist die Ruhigstellung nur traumatisch geschädigter Gelenke, auch für längere Zeit, niemals die Ursache einer Gelenkversteifung oder einer Arthrose. Wenn aber ein traumatisch geschädigtes Gelenk bereits vor dem Eintritt der traumatischen Einwirkung arthrotisch erkrankt war, dann vermag auch eine frühzeitig einsetzende funktionelle Behandlung die nachfolgende Versteifung nicht aufzuhalten.

Die sichtbaren Formen der trockenen oder mit wiederholter Ergußbildung einhergehenden Arthrose der Schultergelenke unterscheiden sich nicht (Abb. 23). Nur der Ablauf ist verschieden. Bei den feuchten Arthrosen finden sich periodische Verschlimmerungen, während bei der trockenen Arthrose die Versteifung des Gelenks gleichmäßig fortschreitend sich ausbildet. Wesentlicher Bestandteil der Arthrosen ist das Fortschreiten der Krankheitsprozesse, und es wird nicht, wie bei der Osteochondritis, ein unverän-

II. Knorpel-Knochenerkrankungen der Schulter durch Gefäßschädigung.

licher Endzustand erreicht. Die Röntgenzeichen bleiben lange Zeit ausdruckslos, und häufig sind die als Zackenbildung beschriebenen Veränderungen anlagemäßig bedingte Formveränderungen leistungsschwacher Gelenke. Wenn sich aber an einem Gelenk arthrotische Veränderungen nachweisen lassen, dann finden sich, dem Sinne der Verbrauchskrankheit entsprechend, auch an allen anderen Gelenken gleichartige, wenn auch nicht gleich starke Formveränderungen. Der Verbrauch des Stützgerüsts kann sich, entsprechend der Konstitution, früher oder später ausbilden, die stärker belasteten Abschnitte sind aber immer stärker befallen als die unbelasteten Skeletteile. Deshalb werden die Arthrosen zuerst

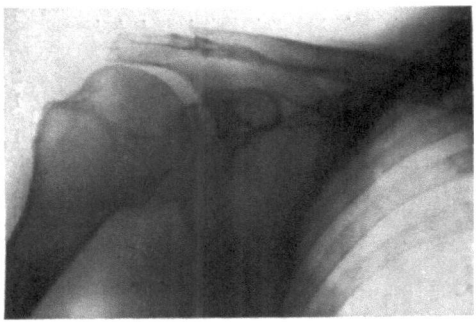

Abb. 23. St. O. Deformierende Arthrose des Schultergelenks. Rö.: Randveränderungen und Verdichtungen. Eindellung oberhalb des großen Oberarmhöckers, periostale Anlagerungen am Tub. maj. Ventrodorsale Aufnahme.

nachweisbar an den Kniegelenken und der Wirbelsäule und an der letzteren besonders dann, wenn anlagemäßige Formveränderungen (Kyphose, Skoliose) das Auftreten entartender Vorgänge begünstigen. Aber nicht alle entartenden Gelenerkrankungen des höheren Alters sind Arthrosen; diese haben ebenso wie andere Krankheiten arteigene Veränderungen, die sie grundsätzlich von allen anderen Erkrankungen der Gelenke unterscheiden. Die Zeichen der ausdrucksarmen Arthrose der Schultergelenke wurden geschildert; unter Umständen genügt aber ihr Nachweis nicht, so daß zur Klarstellung der Diagnose die Untersuchung anderer, besonders belasteter Gelenke erforderlich ist. Besonders für die Klarstellung behaupteter traumatischer Schäden ist die eindeutige Sicherstellung der Diagnose notwendig.

Die nachfolgende Tabelle 4 soll eine Übersicht geben über das Verhältnis zwischen traumatischen Veränderungen ohne klinische Erscheinungen, unter denen besonders die Verrenkungen eine große Rolle spielen und naturgemäß nicht immer eindeutig als traumatische Schäden abgegrenzt werden können. Sie erscheinen deshalb auch in einer auffallend hohen Zahl, ohne allerdings das Verhältnis zwischen traumatischen Schäden und nichttraumatisch bedingten Schultererkrankungen wesentlich zu stören.

Tabelle 4. **Schulterquetschungen (ohne Knochenbrüche) und ihre Diagnosen auf Grund der Röntgenuntersuchungen eines Jahres (1936).**

	Über 35 Jahr	Unter 35 Jahr
Verrenkungen (Nachbehandlung)		
Spontan (habituell)	3	3
Traumatisch	20	4
Davon mit und ohne Begleitkrankheiten	15	—
Periartritische Entzündung ohne Gelenkbeteiligung		
Sehnennekrose	5	—
Gleitspalt des Deltoideus	3	4
Bandverkalkung	1	3
Periarthritische Erkrankung mit Gelenkbeteiligung		
Schleimbeutel und Sulcus	2	1
Schultersteife	1	0
Osteochondr. Schulter	1	0
Osteochondr. Acr. clav.-Gelenk	3	4
Arthrose	11	—
Quetschung ohne Folge	10	17
Insgesamt (1936)	60	36

III. Die Tuberkulose.

Aus differentialdiagnostischen Gründen erscheint es wichtig, die durch Tuberkulose hervorgerufenen Veränderungen des Schultergelenks zu kennen. Die Abgrenzung gegenüber der trockenen Form der Arthrose und auch der Sehnennekrosen kann Schwierigkeiten bereiten.

Die spezifische Infektion eines Gelenks kann dieses in doppelter Form beteiligen. Die Erkrankung kann entweder vom Knochen ausgehen oder direkt das Gelenk befallen.

Die tuberkulösen Knochenherde liegen mit Vorliebe in der spongiösen Substanz des Knochens. Sie unterscheiden sich durch 2 Formen: die granulierende oder fungöse und die verkäsende Knochentuberkulose. Die Knochentuberkulose ist immer als eine Metastase aufzufassen, wenn auch die primäre Ansiedelung nicht immer nachgewiesen werden kann. Die Knochentuberkulose kann die einzige, klinisch nachweisbare Lokalisation des Leidens sein und bleiben.

Entsprechend ihrer Herkunft als Metastasen stellen die Knochenherde keilförmige Veränderungen dar, und sie sind als Gefolgserkrankungen einer tuberkulösen obliterierenden Endarteriitis anzusehen. Bei der granulierenden Form wird der Knochen allmählich resorbiert, während er bei der verkäsenden Form der Nekrose verfällt.

Als erstes Zeichen einer Knochentuberkulose findet sich leichte Ermüdbarkeit der befallenen Gliedmaßen, Stauch-, Druck- und Klopfschmerz, Ödembildung

III. Die Tuberkulose.

bei Annäherung des Herdes an die Oberfläche Bei Durchbruch durch die Weichteile stellt sich ein kalter Absceß ein. Die Knochenveränderungen sind röntgenologisch nicht immer nachzuweisen, jedoch deutet eine allgemeine Kalkverarmung im Bereich des klinisch erkrankten Knochens auf einen spezifischen Knochenprozeß hin.

Ein Zusammenhang der Tuberkulose mit unfallmäßigen Ereignissen ist nicht anzunehmen. Dieser unfallablehnende Standpunkt wird von *Anschütz* vertreten und auch von *Liniger* in der Unfallbegutachtung fast ausnahmslos beibehalten. Die einzige Möglichkeit eines Zusammenhanges ist die Beschleunigung einer Vergrößerung vorhandener Knochenherde durch eine schwere traumatische Schädigung. Selbst in bezug auf einen solchen Zusammenhang ist die Beurteilung durch die Gutachter einheitlich, wenngleich sich im Laufe der Zeit die Auffassung herausgebildet hat, daß man eine traumatische Verschlimmerung einer bestehenden Knochentuberkulose dann annehmen müsse, wenn 1. eine schwere traumatische Schädigung des erkrankten Knochens nachgewiesen werden kann, 2. wenn sich die als unfallbedingt behauptete Verschlimmerung in einem direkten zeitlichen Zusammenhang mit dem Unfall einstellt.

Für solche Fälle kann man die Aktivierung eines bis dahin latenten Knochenherdes annehmen. Die Entstehung der Knochentuberkulose durch einen Unfall ist nur von wenigen Gutachtern anerkannt worden. Vereinzelt wird diese Möglichkeit mit der „Schaffung eines Ortes verminderten Widerstandes" begründet.

Die eigentliche Gelenktuberkulose nimmt ihren Ausgang von epiphysären Knochenherden. Der Knorpel der Gelenke wird an der spezifischen Entzündung nicht beteiligt. Die Herdentzündung greift über auf die Synovialmembran der Gelenkkapsel. Diese wird verdickt und gerötet, und zeigt eine glasig-klebrige Beschaffenheit. An der Oberfläche finden sich die grauen Tuberkelknötchen. Ausgehend von den entzündlichen Veränderungen bildet sich ein fortschreitendes Granulationsgewebe.

Im Fortschreiten der Erkrankung können 2 verschiedene Formen beobachtet werden. Die eine Form hat eine ausgesprochene Neigung zur Verkäsung, während die andere zu einer bindegewebigen Umwandlung führt, die zu einer trockenen fibrösen Ankylose oder auch zu einer knöchernen Ankylose werden kann.

Der Beginn der Erkrankung der Gelenke ist bei beiden Formen gleich Meist bildet sich nach einer „Überanstrengung" oder nach einer besonders starken Gelenksbeanspruchung ein Erguß mit Fieber und Schmerzhaftigkeit aus, der entweder serös oder serofibrinös wird oder auch ein eitriger Erguß sein kann. Eine muskuläre Fixierung des Gelenks findet sich nicht, eine Weichteilschwellung kann nicht festgestellt werden, passive Bewegungen lassen feine, knirschende Geräusche erkennen.

Das Gelenk selbst zeigt bei fortschreitender Krankheit eine spindelförmige Verdickung (*Fungus*) und allmählich bildet sich eine Entlastungsstellung des erkrankten Gelenks aus. Während es bei der eitrigen Form zu Fistelbildung kommt, führt bei der granulierenden Form die Gelenkzerstörung zu hochgradiger Kontraktur, zur Verkürzung des erkrankten Gliedes, zur Subluxation und zur Pfannenwanderung.

An den Schultergelenken sind die synovialen Formen seltener als an den anderen Gelenken. Es finden sich meist große Knochenherde, die aber, weniger häufig als an anderen Gelenken, Sequester bilden und meist in die granulierende Herderkrankung übergehen. Der Oberarmkopf verliert seine Kugelgestalt, er wird kleiner und allmählich in einen Strunk umgewandelt.

Die Knochenherde, von denen die Erkrankung ausgeht, zeigen rundliche Form; man erkennt ausgeschliffene Defekte am Kopf und im Gelenk selbst meist nur einen geringen Erguß. Die exsudatreichen Formen sind wesentlich seltener als die mit kaum merkbarer Ergußbildung. Die Endzustände der tuberkulösen Gelenkerkrankung können bei beiden Formen gleichartig sein, und sie führen zu einer Schrumpfung und zu einer Ankylose des Gelenks.

„Nach *Payr* unterscheiden sich die klinischen Erscheinungen der exsudatarmen Formen nicht wesentlich von den anderen bewegungsbeschränkenden Erkrankungen des Schultergelenks."

Von besonderer differentialdiagnostischer Bedeutung ist, daß das Röntgenbild der exsudatarmen Formen außer einer deutlichen und allgemeinen Kalkverarmung der am Gelenk beteiligten Knochen keine grobe Formveränderung zeigt.

Beide Formen der Gelenkstuberkulose erscheinen sehr oft mit einer Unfallvorgeschichte. Die trockenen Formen gehören zu jenen Fällen langsam zunehmender unbemerkter Schulterversteifung, wie man sie auch bei der Arthrose sieht. Neben der auffallenden Kalkarmut, die sich in dem Maße nur bei der Tuberkulose findet, lassen sich bei der weitaus größten Zahl der Gelenkstuberkulosen spezifische Lungenerkrankungen nachweisen.

Zusammenfassung.

Neben den zahlreichen unfallbedingten Schäden des Schultergelenks gibt es Krankheitszustände, die zwar vorgeschichtlich häufig mit einem Unfallereignis in Verbindung gebracht werden, ihrem Wesen nach aber nicht als Unfallkrankheiten angesehen werden können.

Die Ursachen der unter dem Sammelnamen Periarthritis humeroscapularis zusammengefaßten Krankheiten werden nicht einheitlich beschrieben, und sie werden von einzelnen Autoren als direkte traumatische Folgezustände, von anderen als Ausdruck eines chronischen Traumas angesehen. Von fast allen Sachbearbeitern wird als mitwirkende Ursache ein entzündliches Geschehen betont. Nur ganz vereinzelt wird die Periarthritis als Verbrauchs- und Alterskrankheit angesehen. Dieser letzteren Deutung widersprechen die hier untersuchten Fälle von Jugendlichen und jüngeren Personen.

Die Annahme eines mitwirkenden Traumas bei der Entstehung der periartikulären Entzündung wird durch die von mir durchgeführten Untersuchungen nicht bestätigt; es ergab sich auch keine restlose Übereinstimmung mit der Ansicht von *Kleinschmidt*, daß der Rheumatismus Ursache der Periarthritis sei.

Die örtlichen entzündlichen Veränderungen im Bereich der erkrankten Schultergelenke finden sich in einem deutlichen Zusammenhang mit anderen entzündlichen und infektiösen Vorgängen, so daß man als letzte Ursache der Schultergelenksentzündung eine Allgemeininfektion und einen allergischen Vorgang (*Klinge*) erkennen kann. Ein solcher Zustand der Allergie, als erworbene Disposition aufgefaßt, führt zu einer Übereinstimmung mit *Seifert*, nach dem „bei dem Zustandekommen der Periarthritis eine Art Disposition häufig eine unbezweifelbare, doch schwer faßbare Rolle spielt".

Die Arthrose ist eine Alters- und Verbrauchskrankheit und bereitet in ihren Anfangszuständen keine Beschwerden, ebensowenig wie sie eine bemerkte Bewegungseinschränkung hervorruft. Der schleichende Eintritt der Bewegungs- und Gebrauchsbehinderung der Schultergelenke läßt solche Zustände erst bemerken, wenn irgendwelche äußere Schäden geringfügiger Natur hinzugekommen sind, die die Aufmerksamkeit der Kranken auf die Bewegungshemmung lenken. Durch die Röntgenuntersuchung läßt sich aber nachweisen, daß die Bewegungseinschränkungen älteren Datums sind und als fortschreitende Zustände angesehen werden müssen, die durch die angebliche oder vermeintliche äußere Schädigung keine Beeinflussung erfahren haben.

Die Arthrose und die Osteochondritis dissecans des Schulter- und des Akromioclaviculargelenks gehören nicht zu der Periarthritis und stellen selbständige Krankheitszustände dar. Wenn innerhalb des Begriffs der „Periartikulären Entzündung" einzelne Krankheitserscheinungen voneinander abgegrenzt wurden, bleibt doch bei allen Krankheitserscheinungen die Allgemeinerkrankung im Vordergrund der Betrachtung. Es besteht Übereinstimmung mit *Bronner*, daß die „Perientzündung des Schultergelenks einzureihen sei in die Schultergelenkserkrankungen im weiteren Sinn". Darüber hinaus verdienen aber, sowohl bezüglich der Erkennung als auch der Behandlung der periartikulären Erkrankungen, die chronischentzündlichen Erkrankungen fernabliegender Organe besonderer Beachtung.

Schrifttumsnachweis.

W. Altschul, Zur Frage der Periarthritis humeroscapularis. Med. Klin. **1933** II. — *Axhaueen* u. *Bergmann*, Osteochondritis dissecans. *Rößlers* Handbuch der speziellen pathologischen Anatomie 9/3. — *Baetzner*, Über Sportschäden. Med. Klin. **51**, 1 (1928). — *Ch. Blankett* u. *Th. R. Healy*, Roentgen-studies of the shoulder.

Amer. J. Radiol. **37** (1937). — *Böhmer*, Zum Krankheitsbild der Bursitis subdeltoidea calcarea. Zbl. Chir. **1898—1900; 1936**. — *Bosworth*, An anusual shoulder lesion. J. Bone Surg. **18** (1936). — *H. Bronner* u. *K. Voßschulte*, Die Erkrankungen des subacromialen Nebengelenkes mit besonderer Berücksichtigung der Diskuserkrankung. Dtsch. Z. Chir. **251**, H. 5—7. — *Bürkle de la Camp*, Selbstbeschädigung auf chirurgischem Gebiet. Handbuch der Artefakte. — *Fahr*, Chronische Polyarthritis. Dtsch. med. Wschr. **1937**, Nr 44. — *Ferguson*, Lesion of subacromial bursa. Ann. Surg. **105** (1937). — *H. Fischer*, Bedeutung des Akromioclaviculargelenks. Arch. klin. Chir., 173. Kongr. Berlin **1932**. — *Gebhard*, Extrakapsuläre Reizzustände des Schultergelenks. Münch. med. Wschr. **1931**, Nr 14. — *F. C. Gwynne* u. *D. Robb*, Calcareous deposits in supraspinatus tendon etc. J. Bone Surg. **1937**, Nr 18. — *Glatthaar*, Zur Pathologie der Periarthritis humorescapularis. Dtsch. Z. Chir. **251**, H. 5—7. — *Haase*, Schubebenen und Zertrümmerungszonen bei Knochenbrüchen. Arch. orthop. Chir. **37** (1937). — *Haslhofer*, Die Engel-Recklinghausensche Krankheit. *Rößlers* Handbuch der speziellen pathologischen Anatomie 9/3 — Ostitis deformans Paget. *Rößlers* Handbuch. — *H. Hellner*, Die Knochengeschwülste. Berlin: Julius Springer 1938 — Unfall und Knochengeschwulst. Dtsch. med. Wschr. **1939**, Nr 15. — *Hempel*, Münch. med. Wschr. **1934** I. — *Hermodson*, Zbl. Chir. **1934**, 2803. — *H. Iselin*, Rheuma und Sympathicus. Schweiz. med. Wschr. **1938**, Nr 25—27. — *Kayl*, Zur Pathologie und Klinik des Schultergürtels. Verh. dtsch. orthop. Ges., Beil. z. Orthop. u. Grenzgeb. **67**. — *Kieling*, Med. Klin. **1933** II. — *Kienböck*, Trockene Schultergelenkstuberkulose mit cystischen Zerstörungsherden d. Knochen. Röntgenprax. **9** (1937). — Die Röntgendiagnostik der Knochen und Gelenke. Wien: Urban u. Schwarzenberg. — *Kienböck* u. *Selka*, Über dissezierende Arthrose. Fortschr. Röntgenstr. **53**, H. 3 (1937). — *Klinge*, Über Anergie usw. Dtsch. med. Wschr. **1937**, Nr. 40—42. — *Lehner*, Schleimbeutel- und Gelenksosteochondromatose. Schweiz. med. Wschr. **1937** II. — *G. Magnus*, Meniscusfrage. Zbl. Chir. **1938**, 40. — *C. Mau*, Münch. med. Wschr. **1933** I. — *H. Meyer* Diagnostische Irrtümer bei dem Schulterschmerz. Chirurg **1930**, H. 6. — *Meldolesi*, Progressive Muskeldystrophie. Dtsch. med. Wschr. **1937**, Nr 44. — *Milner*, Gegen den Begriff und den Mißbrauch der Periarthritis humeroscapularis. Z. Chir. **1932**, 2577—2579. — *Sh. Nagura*, Osteochondritis dissecans. Z. Chir. **35** (1937). — *Neumeister*, Schulterversteifungen nach Verletzungen usw. Med. Welt **1932**, 1470 bis 1471. — *Ostertag*, Kursus ärztl. Fortbildung Berlin 1937. — *Payr*, Gelenkssperren und Ankylosen. Z. Chir. **1931**, 2993—3003. — *H. Pitkin*, Sarroarthogenetic telalgia. J. Bone Surg. **1936**. — *Rischnewski*, Über die Diagnose und Therapie der Periarthritis humeroscapularis. Vestn. Rentgenol. (russ.) **21** (1938). — *Sandström* u. *Walgreen*, Beitrag zur Kenntnis der Peritendinitis calcarea. Acta radiol. (Stockh.) **18** (1937). — *Schaer*, Periarthritis humeroscapularis. Erg. Chir. **29**. — *Schnek*, Paget als Unfallfolge anerkennt. Arch. orthop. Chir. **35** (1935). — *Seifert*, Über die schmerzhafte Schulterversteifung. Würzburg. Abh. **1930**, H. 8. — *Shirmer* u. *Allan*, Rupture o. suprasp. tendon. J. Bone Surg. **19** (1937). — *Stehr*, Axiale Röntgenaufnahmen usw. Z. Chir. **1937**, 1521—1529. — *V. Svab*, Posttraumatische Ossifikation des Coracoclav.-Bandes. Fortsch. Röntgenstr. **55** (1937). — *Sudeck*, Kollaterale Endzündungszustände in der Unfallheilkunde. Z. Unfallheilk **1938**, H. 24, Sonderh. — *Theler*, Das solitäre Gelenkchondrom Fortschr. Röntgenstr. **52** (1935). — *Thomson*, Erkrankung und Bewegungsbeschränkung des Schultergelenks. Münch. med. Wschr. **1936**, Nr 46 — Arch. orthop. Chir. **34** (1934).

Die Knochengeschwülste

Von

Dr. med. habil. **Hans Hellner**

Dozent für Chirurgie an der Universität Münster (Westf.)

Mit 368 Abbildungen. VI, 229 Seiten. 1938

RM 48.—; gebunden RM 49.80

Inhaltsübersicht:

Einleitung und Einteilung. — **Knochenerstgewächse.** — Gewächse knöchernen Ursprungs. Osteogene Geschwülste. — Knorpelgeschwülste, Chondrome. — Osteochondrome. — Osteome. — Riesenzellgeschwülste. Knochencysten. Ostitis fibrosa. — Die osteogenen Knochensarkome. — Bösartige Riesenzellgeschwülste. — Gewächse **nichtknöchernen Ursprungs.** — Hämangiome. Knochenblutschwämme. — Lipome. Knochenfettgewächse. — Odontogene Kiefergeschwülste. — Chordome. — Multiple Myelome. — Das Ewingsche Knochensarkom, Retikulosarkom des Knochenmarkes. — Hämoblastosen (Leukämien). Lymphogranulomatose. Lymphosarkome. — Lipoidgranulomatose des Skeletes. Hand-Schüller-Christiansche Krankheit. — **Knochenzweitgewächse.** — Auf den Knochen übergreifende Gewächse. — Parostale Sarkome. Extraperiostales Fibro- und Neurosarkom. — Knochenkrebse aus embryonalen Keimen und auf den Knochen übergreifende Schleimhautkrebse (Unter- und Oberkieferkrebse). — Knochenfistelkrebse. — Beteiligung der Schädelknochen bei Hirngeschwülsten. — Knochenablegergewächse. — Metastasen von Krebsen und Sarkomen im Knochen. — Behandlung von Knochenmetastasen. — Schrifttumsverzeichnis, Sach- und Abbildungsverzeichnis.

Auf dem bearbeiteten, wie auf jedem Gebiet der gesamten Chirurgie ist nach Ansicht des Verfassers strengste schulmedizinische Diagnostik die Vorbedingung für eine erfolgversprechende Behandlung des Kranken. Darum ist auf die Darstellung der Erkennung der Art der Knochengeschwülste größter Wert gelegt worden. Aus drei gleichwichtigen Teilen setzt sich die chirurgische Diagnostik zusammen, aus der klinischen Beobachtung, der Röntgenuntersuchung und der feingeweblichen Sicherstellung der Knochengeschwulst. Erst aus der gesicherten Diagnose ergibt sich die Art des Vorgehens bei der Behandlung. Diese ist und muß zum überwiegenden Teil eine chirurgische sein.

Das vorliegende Buch ist auf diesen Grundsätzen aufgebaut und die Frucht einer zehnjährigen Befassung mit den Knochengeschwülsten. Die langjährige Tätigkeit an der gleichen Klinik gaben dem Verfasser Gelegenheit, alle Knochengeschwulstkranken einer Klinik zu sehen, sie möglichst lange bis zur endgültigen Heilung oder bis zum Tode zu beobachten. Darum verfügt er über die zugehörigen Röntgenbilder, konnte die anatomischen Präparate untersuchen und die feingewebliche Bearbeitung selbst vornehmen, ein Vorzug der gleichen Schule.

Bei der Darstellung wurde auf eine bildliche Ausstattung besonderer Wert gelegt, zumal die Niederschrift durch eine zweckmäßige Bildwiedergabe kürzer gehalten werden konnte. Klinische Einzelangaben (Krankengeschichten) wurden in der Darstellung vermieden, die notwendigen klinischen Angaben in die Beschriftung der Abbildungen eingefügt. Am Schluß befindet sich ein Verzeichnis, das sich auf die Diagnosen und einzelne Hauptpunkte in der Darstellung sowie auf die Abbildungen bezieht. Für diese ist nicht nur nach Art der Knochengeschwülste, sondern auch für den Vergleich der Abbildungen nach dem Ort unterschieden.

SPRINGER-VERLAG BERLIN HEIDELBERG GMBH

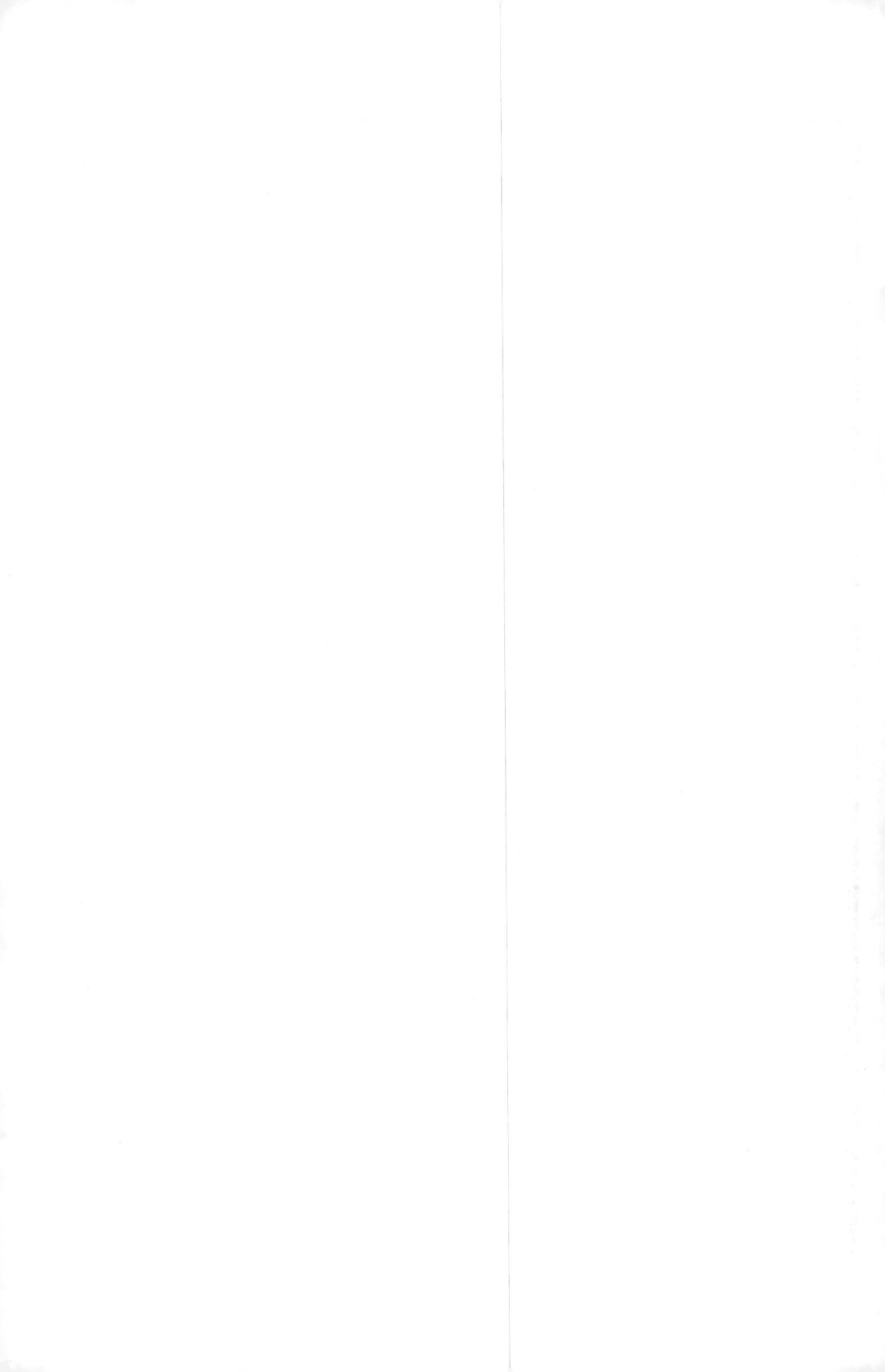

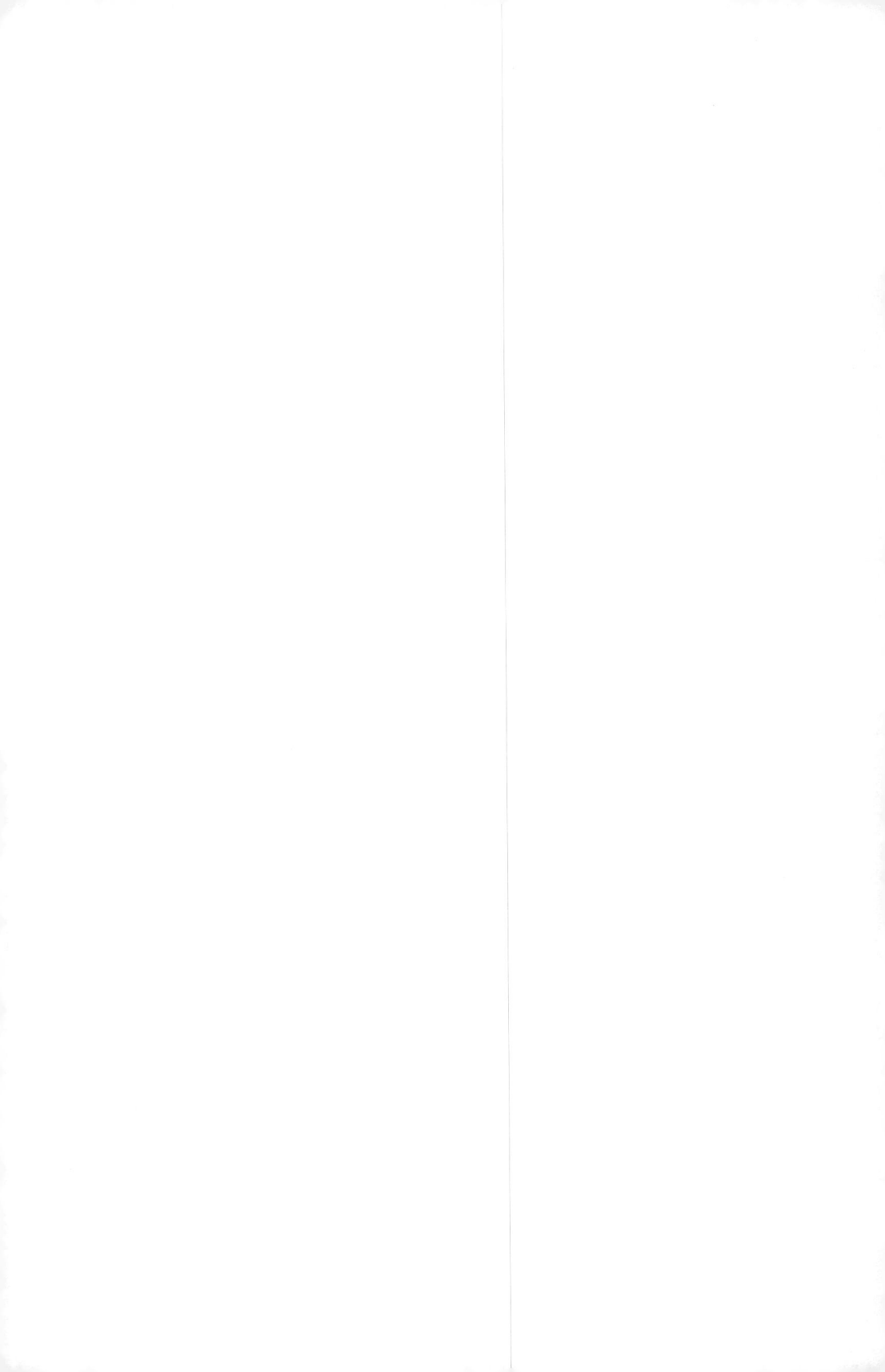

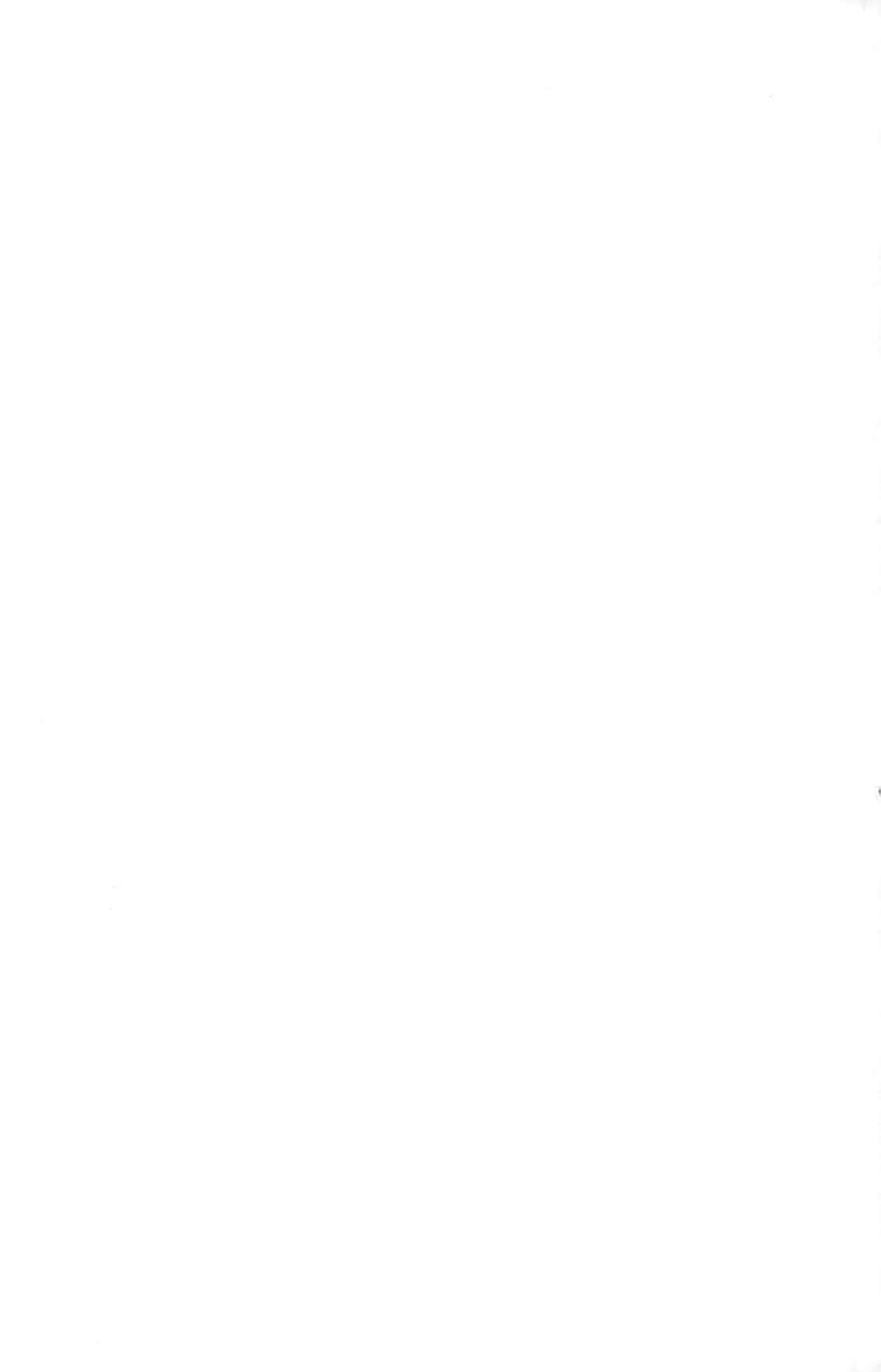

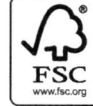

MIX
Papier aus verantwortungsvollen Quellen
Paper from responsible sources
FSC® C105338

If you have any concerns about our products,
you can contact us on
ProductSafety@springernature.com

In case Publisher is established outside the EU,
the EU authorized representative is:
**Springer Nature Customer Service Center GmbH
Europaplatz 3, 69115 Heidelberg, Germany**

Printed by Libri Plureos GmbH
in Hamburg, Germany